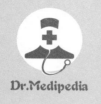

医万个为什么——全民大健康医学科普丛书

普通外科不普通

——普通外科疾病科普问答

胡三元 总主编

张光永 于文滨 主 编

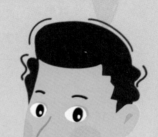

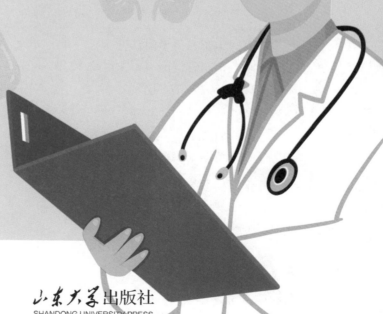

山东大学出版社
SHANDONG UNIVERSITY PRESS

·济南·

图书在版编目(CIP)数据

普通外科不普通：普通外科疾病科普问答 / 张光永，于文滨主编. -- 济南：山东大学出版社，2025.1.
(医万个为什么：全民大健康医学科普丛书 / 胡三元主编). -- ISBN 978-7-5607-8369-7

Ⅰ. R6-44

中国国家版本馆 CIP 数据核字第 2024P3W609 号

策划编辑　徐　翔
责任编辑　毕玉璇
封面设计　王秋忆
录　音　陈肖宇

普通外科不普通
PUTONG WAIKE BUPUTONG
——普通外科疾病科普问答

出版发行	山东大学出版社
社　　址	山东省济南市山大南路 20 号
邮政编码	250100
发行热线	(0531)88363008
经　　销	新华书店
印　　刷	济南新雅图印业有限公司
规　　格	720 毫米×1000 毫米　1/16
	14.5 印张　241 千字
版　　次	2025 年 1 月第 1 版
印　　次	2025 年 1 月第 1 次印刷
定　　价	78.00 元

《普通外科不普通——普通外科疾病科普问答》
编委会

李　波　山东第一医科大学第一附属医院(千佛山医院)

徐　瑶　浙江大学医学院附属第一医院传染病诊治国家重点实验室

郭　炜　山东大学齐鲁医院

展翰翔　山东大学齐鲁医院

韩海峰　山东大学齐鲁医院

樊知遥　山东大学齐鲁医院

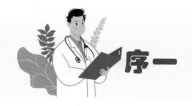

新时代医者的使命担当

—— 为百姓打造有温度的医学科普

党的二十大报告指出,人民健康是民族昌盛和国家富强的重要标志,要把保障人民健康放在优先发展的战略位置,完善人民健康促进政策。

"科技创新、科学普及是实现创新发展的两翼,要把科学普及放在与科技创新同等重要的位置。"习近平总书记这一重要论述,为新时代医者做好医学知识普及工作指明了前进方向、提供了根本遵循,那就是传播健康理念,力求让主动健康意识深入人心。

"科普,从病人中来,到百姓中去。"山东省研究型医院协会响应国家"全民大健康""科普创新"等一系列战略规划,借助实力雄厚的专家团队,在山东大学出版社的牵头下编纂的"医万个为什么——全民大健康医学科普丛书"问世了。丛书以向人民群众普及医学科学知识,提高全民科学素养和健康水平为根本宗旨,不仅可以在人们心中种下健康素养的种子,还能将健康管理落到实际行动上,让科普成为个人的"定心丸",成为医生的"长效处方",进而成为全民大健康的"防护网"。

传递医学科普,是一种社会责任。医道是"至精至微之事",习医之人必须"博极医源,精勤不倦",此为专业之"精";有高尚的品德修养,以"见彼苦恼,若己有之"感同身受的心,策发"大慈恻隐之心",进而发愿立誓"普救含灵之苦",这是从医情怀。有情怀,才有品位;有情怀,才有坚持。国际上,很多医学大家也是科普作家。例如哈佛医学院教授、外科医生阿图·葛文德所写的《最好的告别》,传递出姑息治疗的新思路。世界著名的顶级学术期刊《自然》(*Nature*)《科学》(*Science*)创立之初,就秉持科普色彩,直至今日,很多非专业读者仍醉心其趣味性和准确性。在我国,越来越多的医学专家和同仁也开始重视科普宣教,经常撰写科普作品,参加科普访谈,助力科普公益活动,引领大家的健康生活理念,加强疾病预防。

杏林春暖,有百姓健康相托,"医万个为什么——全民大健康医学科普丛书"创作团队带着一份责任和义务,集结100多个医学专业委员会,由百余位医学名家牵头把关,近千名医学一线人员编写,秉持公益科普的初心和使命,以心血成此科普丛书。每一本书里看似信手拈来的从容,都是医者从医多年厚积薄发的沉淀。参与创作的医者们带着情怀和担当参与到这项科普工程中,他们躬身实践、博采众长、匠心独运,力求以精要医论增辉杏林。

创作医学科普,是一种专业素养。生命健康,是民生大事。医学科普,推崇通俗,但绝不能低俗。相比于自媒体时代各种信息、谣言漫天飞的现象,这套丛书从一开始的定位就是准确性和科学性,绝不可有似是而非的内容。在内容准确性和科学性的基础上,还力求语言通俗易懂。为此,本系列丛书借鉴"十万个为什么"科普丛书,采取问答形式,就百姓关心的健康问题答惑释疑,指导人们如何科学防治疾病。上到耄耋老者,下至认字孩童,皆能读得懂、听得进,还能用得上,力倡"每个人是自己健康第一责任人"。

推广医学科普,是一种创新传播。科普,不是孤芳自赏,一定要能够打动人心、广泛传播。这就要求有创新、有温度的内容表达方式和新颖的传播形式。内容上,本套丛书从群众普遍关心的问题出发,突出疾病预防,讲述一些常见疾病的致病因素,让读者了解和掌握疾病的预防知识,尽量做到不得病、少得病,防患于未然。一旦得了病,也能做到早发现、早确诊,不贻误病情和错失救治良机。在传播方式上,为了方便读者高效利用碎片化时间,也为了让读者有更多获取健康知识的途径,本套丛书在制作时把每部分内容都录制成音频,扫码即可听书。为保证科普的系统性,丛书以病种划分为册,比如《心血管疾病科普问答》《内分泌与代谢疾病科普问答》《小儿外科疾病科普问答》等,从而能最大限度地方便读者直截了当地获取自己关心的科普内容。最终形成的这套医学科普丛书既方便读者查阅,又有收藏价值,还具有工具书的作用。

　　坚守医学科普,还需要有执着的精神。医学科普的推广、普及并非一日之功,必将是一项长期性、系统性的工程,我们将保持团队的活力和活跃性,顺应时代发展,不断更新知识,更好地护佑百姓健康。

　　这样一群有责任、有情怀、有坚守、有创新的杰出医者为天下苍生之安康所做的这件事,看似平凡,实则伟大。笔者坚信,他们在繁忙的临床、科研、教学工作以外耗费大量心血创作的这套大型医学科普丛书,必将成为医学史上明珠般的存在。不求光耀医史长河,但求为百姓答疑解惑,给每一位读者带来实实在在的健康收益。

中国工程院院士　张运

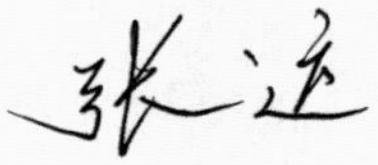

2023 年 4 月

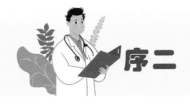

让医学回归大众

欣闻"医万个为什么——全民大健康医学科普丛书",这套由近千名医学领域专家和临床一线中青年医务人员撰写完成的丛书即将付梓,邀我作序,幸何如之。作为丛书总策划、总主编胡三元教授的同窗挚友,能先一睹著作,了解丛书撰述缘由,详读精心编写的医学科普内容,不禁感叹齐鲁医者之"善爱之心"及医学科普见解之独到。

庞大的丛书作者背后是民生温度。从医三十多年,我始终认为大众健康素质和健康意识的提高,是健康中国建设的重要内容。作为医生,应该多写科普类文章,给老百姓普及健康和医学知识,拉近与人民群众的距离,让科普成果切切实实为百姓带去健康福祉。

执好一支笔,写好小科普

医疗是一个专门的领域,由于人体的复杂性,注定了疾病本身往往是非常复杂的。虽然自 19 世纪以来,医学随着科学技术的现代化而飞速发展,人类攻克了很多疾病,但仍有许多疾病严重威胁着人类健康及生活质量。

医防融合是一个老话题,但不应只定格在诊室,还要延伸到诊室外,让医学科普知识融入百姓的日常生活,成为百姓的家居"口袋书",对防病更能起到重要作用。

普通民众的医学知识毕竟有限,在生活水平日益提高的当下,健康无疑是最热门的话题之一,可很多民众的防病及治病方式存在诸多误区,有些方法甚至还有害无益。

得益于互联网传播和智慧医疗的日益发达,许多执业医师走上了科普道路,为民众普及健康常识,提高全民的健康素养。创作医学科普对大众健康有利,而对医者而言,也能丰富自己的知识,精细化自己的思维,在医学求知路上不断前进。"医万个为什么——全民大健康医学科普丛书"作为科普知识的大集锦,依托山东省研究型医院协会雄厚的专家团队,凝聚起了近千名专家和中青年医学骨干力量,掀起"执好一支笔,写好小科普"热潮,在新世纪的今天,可谓功不可没,意义深远。

编好一套书,护佑数代人

科普不仅能够预防疾病的发生,很多已经发生的疾病也能够通过科普获得更好的预后。从这个意义上说,医生做科普的意义绝不亚于治病。从落实健康中国战略,到向世界发出大健康领域的"中国之声",在疾病防治上,我国医者贡献了不少中国智慧和中国方案。

"医万个为什么"脱胎于我们小时候耳熟能详的"十万个为什么"科普丛书,初读就觉得接地气、有人气。丛书聚焦的问题,也全部是与百姓息息相关的疾病疑难解答,全面、权威、可信、可靠。

尤让我耳目一新的是这套丛书创新性地采取了漫画插图以及音频植入的方式,相比单纯的文字阅读,用画图和语音的方式向读者介绍,会更直观。很多文字不易表达清楚的地方,看图、听音频会一目了然、一听而知,能切实助推健康科普知识较快为读者所掌握,不断提升大众对健康科普的认同感,相信丛书出版后,也会快速传播,成为百姓口口相传的"健康锦囊"。

凝聚一信念,擘画大健康

一头连着科普,一头连着百姓;一头连着健康,一头连着民生。

毫无疑问,"医万个为什么——全民大健康医学科普丛书"的编者们举山东之力,聚大医之智,以"善爱之心"成此巨著,已经走在了医学科普传播的最前沿,该丛书在当代医学科普领域堪称独树一帜之作。

我也殷切希望,医者同仁能怀赤子之心,笔耕不息,医防融合,不断践行"让医学回归大众"的使命，向广大人民群众普及医学知识。期待本丛书成为护佑百姓健康的"金字招牌"，为助力健康中国建设做出应有贡献。

最后，向山东省研究型医院协会及各位同仁取得的成绩表示钦佩，并致以热烈的祝贺。

中国工程院院士 宁光

2023 年 5 月

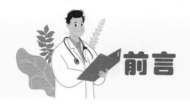 前言

改革开放以来,我国健康领域的改革和发展不断取得成就,城乡环境明显改善,全民健身运动蓬勃发展,医疗卫生服务体系日益健全,人民健康水平和身体素质持续提高。党的十九大作出了实施健康中国战略的重大决策部署,大会指出:为积极应对当前突出的健康问题,必须关口前移,采取有效干预措施,努力使群众不生病、少生病,提高生活质量,延长健康寿命。这是以较低成本取得较高健康绩效的有效策略,是解决当前健康问题的现实途径,是落实健康中国战略的重要举措。《"健康中国 2030"规划纲要》和《健康中国行动(2019—2030 年)》等文件提出,要积极开展科普工作,早期防治疾病,减轻家庭和国家的疾病负担。

在日常生活中,人们很少有意识地注意自己或家人的健康问题,平时若有腹痛、腹胀等不适,经常会忽视或自行凭经验用药。目前,获取医学相关信息的渠道很多,但这些信息鱼龙混杂、真假难辨。有时,来自不同渠道的信息甚至"各执一词",使人困惑。此外,由于医学专业知识的特殊性,人们需要较长时间的学习和积累,深入了解疾病诊治方案和预防策略对没有医学背景的大众来说是较为困难的。因此,来自权威机构的、以问题为导向的科普读物已逐渐成为人民的迫切需求。

普通外科是一门古老的学科,是外科基础理论的"培育基地",是各专业外科发展的基石。20 世纪下半叶起,为适应对疾病诊治的专业化需求,普通外科内部逐渐开始出现肝胆外科、胃肠外科等亚专科。随着新技术的研发与应用,以腹腔镜手术为代表的微创外科自诞生以来就在不断引领现代普通外科的发展方向。因此,可以说普通外科正在不断的发展中展现其"不普通"的特点。

　　本书以此为出发点，对大众生活中的常见问题进行解答，内容涵盖甲状腺外科、乳腺外科、腹壁疝外科、胃肠外科、结直肠外科、肝胆外科、胰腺外科、血管外科等普通外科常见疾病和其他相关医学知识。疾病的预防可根据疾病自然史的不同阶段，采取不同的措施，来阻止疾病的发生、发展或恶化，有针对性地开展科普往往能够获得更好的效果。第一级预防针对的是疾病易感期，书中相关部分讲解了常见病、多发病的特点，学习该部分可以帮助读者提前采取预防和干预措施，纠正不良生活习惯，从而避免疾病发生。第二级预防针对的是疾病的潜伏期，本书中相关部分建议疾病的高危人群定期体检，通过"早发现、早诊断、早治疗"来防止或延缓疾病进展。第三级预防针对的是发病后采取的措施，除了接受医院正规治疗，本书还提供了其他措施，旨在加速患者的康复，防止并发症发生，为术后患者答疑解惑。

　　本书有幸成为"医万个为什么——全民大健康医学科普丛书"中的一册，谨在此向所有参与本书编写的同道表示真挚的感谢！本书中个别外文单词或字母缩写暂无正式中文译名，为避免讹误，未翻译为中文。由于编写水平和能力有限，书中难免有纰漏甚至错误，敬请读者予以批评指正，以便我们不断改进。

2024 年 12 月

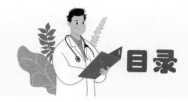

目录

乳腺外科疾病

疝与腹壁外科疾病

腹股沟疝

脐疝

腹直肌分离

腹壁切口疝

造口旁疝

结直肠肛门外科疾病

胆道外科疾病

甲状腺外科疾病

基础问题

1.甲状腺位于人体哪个部位？它有什么用吗？

甲状腺大体呈"H"形，也有人形容为"蝴蝶"形，两侧腺叶犹如翅膀，由峡部连在一起，贴在气管前方，大体相当于男性喉结的下方。甲状腺是一个内分泌腺体，体积不大，但是分泌的激素对人体至关重要。它分泌甲状腺激素，包括三碘甲状腺原氨酸和甲状腺素，随血流分布到全身各处，产生不同的效应。调节所有组织的代谢（包括蛋白质、脂肪、碳水化合物的代谢），刺激生长和发育（包括神经系统的生长发育，如小儿激素分泌不足，不仅影响身高，还会影响智力）。因此，甲状腺是一个"体格"不大，但作用很大的器官。

2.颈部不舒服、疼痛，是甲状腺出问题了吗？

甲状腺结节通常没有症状，大部分患者的颈部疼痛、不适、酸胀一般由肌肉、筋膜炎症导致，或由长期低头、颈椎病变导致。甲状腺结节通常在患者因颈部疼痛而做检查时被发现。如果患者的甲状腺结节过大，导致压迫气管，会造成呼吸困难；如果患者有亚急性甲状腺炎，可伴有颈部疼痛、发热等症状。甲状腺问题一般都能通过临床表现、查体、实验室检查（血沉等）、超声检查明确诊断。

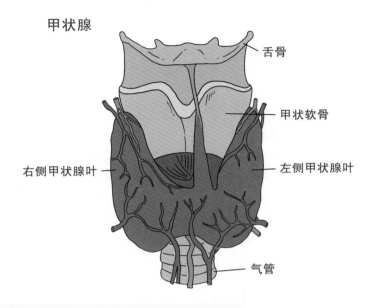

甲状腺

舌骨

甲状软骨

右侧甲状腺叶

左侧甲状腺叶

气管

3.颈部淋巴结肿大是否与甲状腺有关?

门诊上经常有患者因为颈部有或大或小的"疙瘩"（淋巴结）来就诊,这些疙瘩多数都位于颈部侧面,上至下颌骨下方,下到锁骨上方,多数都光滑,活动度好,按压有疼痛感,这些多与口腔、咽喉等处的炎症,也就是平时人们常说的"上火"有关,可以通过治疗相应的原发病如龋齿、咽喉炎等治愈,与甲状腺无关。至于少数较大、质地较硬、活动度差、无感觉的"疙瘩",应注意其性质,需要做进一步超声、CT 检查或进行粗针穿刺,甚至通过淋巴结活检来确诊。与甲状腺癌有关的淋巴结肿大多数位于颈前或颈侧区,沿颈部大血管排列分布,发现后应该到专科就诊。

4.甲状腺激素是人们平时说的激素吗?

人们平时所说的激素通常是指糖皮质激素,如地塞米松、强的松等药物,长期大量服用可导致"满月脸""水牛背"等症状。因此,当人们听说需要服用甲状腺激素时,会感到很恐惧。其实,此"甲状腺激素"非彼"糖皮质激素",甲状腺激素虽然也被称为激素,但是不同于糖皮质激素,每个正常人体内都有正常水平的甲状腺激素。作为药物的甲状腺激素主要用于甲状腺功能不足的患者,长期服用不会出现肥胖等不良反应。而且,只要用量合适,也不会引起心慌、易怒等症状。

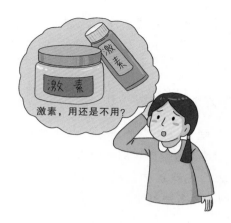

5.现在的甲状腺癌患者为何越来越多?

近年来,甲状腺癌发病率持续增加,一种说法是,随着高分辨率超声等检查手段的出现,很多微小癌患者被发现,这是"过度诊断"的结果。这种说法并不准确,虽然微小癌患者数目在增加,但是很多颈部淋巴结转移,尤其是侧颈区淋巴结转移的患者也增多了。另外,$BRAF$ 基因检测发现,多数甲状腺癌患者都存在 $BRAF$ 基因突变。因此,甲状腺癌发病率增高除了与检查技术的提高有关,还与个体基因、环境、饮食、污染、辐射、家族史、压力大等多种因素有关。

6.甲状腺激素和甲状腺素是一回事吗?

甲状腺激素指的是甲状腺分泌的激素,包括甲状腺素和三碘甲状腺原氨酸,临床上口服的左甲状腺素钠片(优甲乐)是纯甲状腺素,也就是所谓的 T_4。T_4 进入人体后,一部分脱碘变为三碘甲状腺原氨酸(T_3)。三碘甲状腺原氨酸含量少,但活性强,T_4 活性弱。因此,单纯补充优甲乐就可以补充患者需要的甲状腺激素。

7.甲状腺结节患者增多是否由碘过量导致?

甲状腺结节患者增多是多种因素造成的结果。碘是人体必不可少的微量元素,过少和过多对人体都不好,尤其是对于年少时缺碘,而成年后碘过量的患者,容易造成甲状腺疾病,包括结节性甲状腺肿、桥本甲状腺炎等。含碘食物除了海鲜外,还有部分药物、维生素、牛奶制品、酱油、食用色素等。至于吃加碘盐还是无碘盐,可以根据个人的饮食习惯、所需要碘元素的量来决定,如有些人经常吃海鲜、含碘的牛奶制品等,则不必吃加碘盐。现实生活中,判定碘过量与否可以查 24 小时尿碘量。对碘含量要求高的人群,如孕妇等,可以监测 24 小时尿碘量。现在物质丰富,每个人的居住地不同,饮食习惯不同,所以不能一概而论。

8.甲状腺结节与过去的"大脖子病"是一回事吗?

"大脖子病"指的是地方性甲状腺肿,应该归类于单纯性甲状腺肿,是由碘缺乏造成的,这种疾病常见于食盐加碘(1995 年左右)以前。由于当时生活条件艰苦,许多地方缺乏含碘食物,导致碘缺乏,相应引起促甲状腺激素增高,甲状腺肿大。这种肿大多是向外侧生长,不太引起气管压迫,患者可以长期生存,但甲状腺肿大会越来越严重。甲状腺结节目前非常多见,发生原因很多,但很多患者甲状腺结节并不是由碘缺乏导致,而可能由碘过量或其他原因导致,如由甲状腺细胞局部异常增生引起。许多甲状腺结节的患者甲状腺其实并不肿大,即使肿大,也是由桥本甲状腺炎导致,与地方性甲状腺肿并不是一回事。

诊断问题

1.甲状腺功能亢进和低下是怎么回事?

正常情况下,甲状腺分泌的激素正好满足人体需要,并能随着人体需要量调整。例如,孕妇需要量增大;青春期人体发育快,需要量也会增加;寒冷季节,人体为了抵御寒冷,需要量也会增加等。在这些情况下,甲状腺分泌激素受到"负反馈机制"调控,分泌增加。但是,在发生疾病时,甲状腺激素分泌超过人体需要量,就会产生功能亢进的症状,如心慌,容易出汗、发脾气等。若甲状腺分泌激素过少,满足不了人体需要,则为功能低下,会使人感到寒冷,产生神情淡漠等症状。

2.为什么超声是甲状腺疾病最常用的检查方法?

甲状腺结节诊治指南推荐对所有的甲状腺结节做超声检查。超声可以描述结节大小、边界、形态、质地、有无钙化、血流等情况。而且,超声检查无辐射,可以反复做,价格相对便宜,还能对周围淋巴结性质进行评估,还可以在其辅助下,进行甲状腺结节穿刺。因此,目前超声是甲状腺疾病或结节最常用的检查方法,也是首选方法。

3.细针穿刺对于甲状腺结节的用处大吗?

当甲状腺结节被怀疑为恶性可能但无法明确诊断时,可以在超声引导下对结节进行细针穿刺,以进一步明确诊断。如果细胞学检查最终提示良性,则患者可以定期复查。因此,细针穿刺对于患者来说,最大的好处是可以避免不必要的手术。

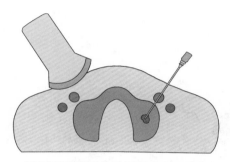

超声引导下甲状腺细针穿刺示意图

4.细针穿刺对结节的大小有要求吗?

一般而言,结节越大,穿刺准确率越高。随着穿刺技术的不断提高,穿刺医师可以在超声引导下对2~3毫米的结节进行准确穿刺,但并不是所有医师都掌握这项技术,而且,还要考虑患者的需求和结节大小对人体造成的后果。因此,太小的结节,即使怀疑为恶性,也可以短期复查。一般,结节在5毫米左右及以上时,穿刺的准确率会很高。当然,根据患者要求以及穿刺医师的技术水平,对于小于5毫米的结节,仍然可以酌情进行细针穿刺。

5.甲状腺结节除了超声还需要做什么检查?

一般而言,评估甲状腺结节的良恶性仅需要超声、细针穿刺等检查。对于较大肿瘤,若有压迫气管,侵犯周围血管、器官等情况,可以做CT(平扫或者强化)等检查,以评估肿瘤与周围组织器官的关系。对于可能存在颈部淋巴结转移的甲状腺癌患者,强化CT可以评估淋巴结转移情况,排除胸部转移灶。胸骨后甲状腺肿由于胸骨遮挡,超声无法探及肿物下端,也可以通过CT等检查进行评估。CT还可以发现右侧迷走锁骨下动脉,从而提示喉不返神经存在的可能。甲状腺发射型计算机断层扫描(ECT)可评估甲状腺结节中的"冷""热"

结节,主要针对促甲状腺激素(TSH)较低且大于 1 厘米的甲状腺结节。正电子发射计算机断层显像(PET-CT)对于一般甲状腺癌的意义不大,主要应用于远处转移和病理类型特殊的甲状腺癌。

6.甲状腺功能正常,为什么结节还是会癌变呢?

甲状腺功能反映的是甲状腺整体的功能,与局部结节是否癌变无关。甲状腺良性疾病,如桥本甲状腺炎也可以引起甲状腺功能减退,而甲状腺恶性疾病者甲状腺功能反而正常。也就是说,甲状腺功能正常与否,跟有无甲状腺癌关系不大。

7.为什么做了穿刺还要做 *BRAF* 基因检测呢?

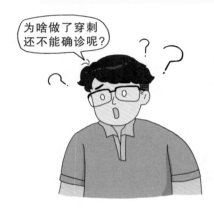

为啥做了穿刺还不能确诊呢?

按照贝斯特报告系统,细针穿刺细胞学检查共有六种结果,即恶性、可疑恶性、滤泡肿瘤、不明意义细胞、良性、细胞量少。当无法明确良恶性时,*BRAF* 基因检测意义重大。若 *BRAF* 基因突变,发生甲状腺乳头状癌的概率非常高。除此之外,据文献报道,检测术前穿刺标本 *BRAF* 基因突变状况可以帮助评估其预后,预测淋巴结转移等。

8.为什么查癌胚抗原、降钙素能确诊或排除甲状腺髓样癌?

甲状腺髓样癌是甲状腺癌的一种,起源于甲状腺滤泡旁细胞,降钙素和癌胚抗原是其特异性肿瘤指标,当降钙素大于 100 皮克/毫升时,髓样癌诊断基本成立。血清降钙素和癌胚抗原的检测还有助于髓样癌患者的疗效评估和病情监测。

9.甲状腺结节能自己缩小吗?

甲状腺结节分为囊性结节、实性结节和囊实混合性结节。其中,囊性结节或以囊性结节为主的混合性结节,如果囊内液体自行吸收,则结节可能会缩小,这是由结节本身特点和患者身体条件决定的。

10.何谓甲状腺结节增长快或者慢?

通常,在甲状腺结节随访中,经常碰到医生要求在结节增长快时行进一步处理。所谓甲状腺结节增长快,指的是半年内结节体积增大50%以上,或至少有两条径线增加超过20%(并且超过2毫米),这时可以做细针穿刺,进一步明确诊断;对囊实混合性结节来说,要根据实性部分的情况来判断增长速度,而不能用包括囊性成分在内的整体来判断结节增长速度。

治疗方法

1.甲状腺良性结节需要手术处理吗?

多数甲状腺结节为良性,其中大部分不需要手术。甲状腺良性结节若出现以下情况,需考虑手术治疗:出现结节相关的压迫症状,如吞咽困难、呼吸困难;规范的内科治疗无效或复发的继发甲状腺功能亢进;胸骨后甲状腺肿;甲状腺结节生长过快或怀疑恶变。当穿刺证实甲状腺结节为良性时,除了选择手术、消融或穿刺抽液等替代办法,也应该向患者讲明情况。

2.为什么甲状腺微小乳头状癌不可以做消融?

消融技术(射频、微波等)属于局部治疗,不能保证甲状腺微小乳头状癌治疗的彻底性,且不符合最小切除范围为单侧叶的原则。而且,即便是临床淋巴结检查呈阴性的甲状腺微小乳头状癌也存在一部分隐匿性中央区淋巴结转移,且对于消融治疗后的病灶,再行手术的难度增大。因此,目前不推荐将消融技术作为治疗甲状腺微小乳头状癌的常规手段。

3.腔镜甲状腺手术属于微创手术吗?

腔镜甲状腺手术在严格意义上属于美容手术,并不属于微创手术,其本质是将切口转移到隐蔽部位。腔镜甲状腺手术有多种手术入路,不同的手术入路各有优缺点及适应证,但总体来说,手术创面及对机体的损伤与开放手术相差不大,但颈部无切口或小切口是腔镜甲状腺手术的优势,可以满足患者对颈部美容的需求。

4.哪部分甲状腺功能亢进患者需要手术?

目前,需要接受手术的甲状腺功能亢进(简称"甲亢")患者比较少。一般而言,治疗甲状腺功能亢进有以下三种方法:内科药物治疗、放射性碘治疗和手术。甲亢患者首选前两种治疗方法,但对于合并甲状腺结节、怀疑或确诊癌变者,甲状腺肿大压迫气管者,内科药物治疗无效或无法耐受药物治疗(抗甲状腺药物会引起肝脏损害、杀伤白细胞等不良反应)而又无法接受放射性碘治疗的患者,可以选择手术治疗。患者可以咨询内科、核医学科及外科大夫,听取三种方法的利弊,根据自身情况和需求选择治疗方法。

5.甲状腺手术有哪些入路?

甲状腺手术分为传统开放手术和美容腔镜手术。前者在颈部胸骨切迹上方 1 厘米处做一横弧形切口,一般长 5～7 厘米。腔镜手术又分颈部入路和颈外入路,颈部入路腔镜甲状腺手术即内镜辅助甲状腺手术,即在颈部做一个 2～3 厘米切口,应用腔镜辅助完成手术,这种手术最早由意大利米科利

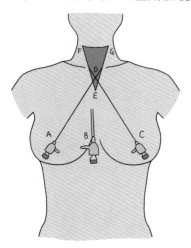

教授完成,因此又称为"米科利手术";颈外入路腔镜甲状腺手术有十余种入路,包括锁骨下、耳后、前胸壁(胸乳、全乳晕、单乳晕)、腋窝(单侧、双侧)、腋乳(单侧、双侧)、口腔(口底、口腔前庭)、胸乳联合经口等入路。每种入路方法各有利弊,如传统方法可能会在颈部留有瘢痕,但当肿瘤侵犯甲状腺外或淋巴结有转移时,操作更方便。患者根据美容意愿以及病情,可以与手术者商讨,遵循"治病第一,功能保护第二,美容第三"的原则,选择治疗方法。

6.甲状腺癌手术应全部切除还是一侧切除?

绝大多数甲状腺癌患者为分化型甲状腺癌。对于分化型甲状腺癌来说,在符合治疗原则的情况下,不要盲目扩大切除范围,尽量只切除一侧。如果患者存在以下高危因素,可考虑行全甲状腺切除,如多灶癌、淋巴结转移、远处转移、甲状腺癌家族史、幼年时曾有辐射接触史等。结合病史,如术后需行[131]I治疗,

需行全甲状腺切除。

对于甲状腺髓样癌来说，最小的切除范围是全部切除。髓样癌常合并颈部淋巴结转移，在切除甲状腺的同时，还需根据术前检查情况（如超声、降钙素等）行颈部淋巴结清扫（中央区或颈侧区）。

至于未分化癌，部分患者就诊时肿瘤体积较小，未侵犯周围重要组织或器官，仍有手术机会。但大多数未分化癌患者就诊时肿瘤体积已较大，且病情进展迅速，已无手术机会。当肿瘤压迫气管引起呼吸困难时，可考虑行气管切开以改善症状。

7.甲状腺癌患者在什么情况下需要做侧颈区淋巴结清扫？

对于分化型甲状腺癌，建议对术前评估确诊或术中冰冻病理学检查证实有颈侧区淋巴结转移的患者行治疗性颈侧区淋巴结清扫，不主张进行预防性清扫。也就是说，对于未发现侧颈区有淋巴结转移的患者，不需要行侧颈区淋巴结清扫。

8.甲状腺癌术后需要放疗或化疗吗？

甲状腺癌对于放疗或化疗均不敏感，一般不行放疗或化疗，经典的序贯治疗模式是手术切除＋放射性碘治疗＋内分泌抑制治疗。而对于少部分患者，若存在以下情况，可以考虑放化疗：①若肿瘤累及重要部位（如气管壁、动脉壁等）而手术无法完整切除，且^{131}I治疗无效或效果不佳，可行放疗。②低分化的甲状腺癌或未分化癌，如手术后仍有残留或已出现广泛转移，应及时给予放疗，以降低局部复发率，改善预后。③对于晚期未分化癌，可在放疗同时合并化疗，化疗可以与放疗同步进行。

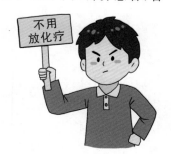

9.孕妇发现甲状腺癌该怎么办？

对于妊娠早期发现的已被细胞学证实的甲状腺乳头状癌，应当接受超声监测；若在妊娠 24 周前肿瘤增大明显（半年内结节体积增加 50%，直径增加 20%），应立即行手术治疗。若肿瘤直到妊娠中期仍保持稳定，或在妊娠中晚期才诊断出肿瘤，则手术应在分娩后实施。对于已被细针穿刺活检确诊的分化型甲状腺癌，若手术延期至产后，应即考虑给予甲状腺激素抑制疗法。左甲状腺素（L-T₄）治疗的目标是将促甲状腺激素保持在 $0.1\sim0.5$ 毫国际单位/毫升。

10.甲状腺囊肿较大时一定要采取手术治疗吗?

当甲状腺囊肿较大时,除手术治疗外,亦可采用超声引导下经皮无水酒精注射、经皮激光消融术、射频消融术、微波消融术等微创治疗,采用这些治疗方法前,必须先排除恶性结节的可能。目前,多数的甲状腺囊肿患者采用保守的微创方法,仅有少数患者行手术治疗。

复查和并发症

1.手术患者出院后多久复查?

手术患者出院后开始服用优甲乐,按照优甲乐半衰期为七天计算,一般在服用优甲乐六周后,甲状腺功能才能稳定。因此,第一次复查需要患者在出院六周后进行。等复查结果稳定,优甲乐服用剂量变化不大后,患者可以每半年复查一次。手术五年后,根据复发风险,中低风险的患者可以每年复查一次。对于备孕患者,术后需要将优甲乐调整至合适剂量后才能备孕,妊娠中早期每月复查一次甲状腺功能。

2.术后多久适合做超声检查?

甲状腺术后,颈部创面水肿,一般两三个月后肿胀减轻、消除,因此应三个月后复查超声。此时,由于手术创伤造成的创面水肿和颈部淋巴结肿大逐渐恢复正常,有助于超声大夫进行检查、判断。对于复查稳定的患者,每半年或者一年复查一次超声。对于有高危复发风险或有可疑复发、转移病灶者,也可缩短至每三个月复查一次超声。

3.甲状腺手术会影响声音吗?

甲状腺手术可能会影响声音,主要原因在于甲状腺手术可能会损伤喉返神经、喉上神经。对于声音要求较高的人群,如声乐专业人员等,发声还需要颈部肌肉参与,如颈前肌肉等。

据文献报道,甲状腺手术喉返神经损伤的发生率为 $0.3\%\sim15.4\%$。喉返神经损伤的常见原因有肿瘤粘连或侵犯神经,以及手术操作如牵拉、热损伤等原因。若一侧喉返神经损伤，术后同侧声带麻痹，出现声音嘶哑、饮水呛咳。手术操作本身可能损伤喉返神经，这种情况并不可能完全避免。若双侧喉返神经损伤，术后可出现呼吸困难，危及生命，手术时应同期行气管切开，保证气道通畅。若喉上神经损伤，患者术后声音变低沉。术中处理甲状腺上动脉及静脉时应注意紧贴甲状腺腺体解剖，可减小喉上神经损伤的概率。

术中神经监测技术可帮助术中寻找、定位喉返神经，可在即将切下标本时监测喉返神经功能，如有神经损伤，还可帮助定位损伤的节段。对存在二次手术、巨大甲状腺肿物、术前已有一侧神经麻痹等情况，建议有条件时行术中神经监测。

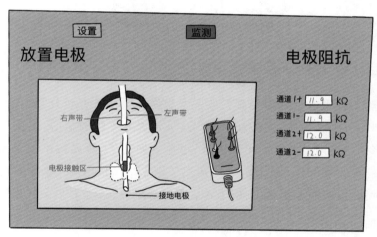

4.甲状腺手术后为什么会手脚麻木？

由于甲状旁腺与甲状腺位置毗邻，甲状腺术后，甲状旁腺血运或功能可能会受到影响。或甲状旁腺误切除，进而可能出现甲状旁腺功能减退，导致低钙血症，引起手脚麻木，严重者甚至手脚抽搐。术中应尽可能原位保留甲状旁腺，出现手脚麻木症状者应及时补充钙片和骨化三醇。

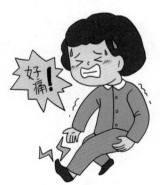

甲状腺功能低下，
低钙会导致手足抽搐

5.甲状腺癌患者需要做基因检测吗？

分化型甲状腺癌一般预后较好，可不做基因检测。但是，对于病情严重者，如局部晚期甲状腺癌患者，可以选择与甲状腺癌相关的几个基因，如 *RET*、*NTRK*、*BRAF*、*VEGFR*、*RAS*、*ALK* 等进行检测，这些基因可有助于筛选有效靶点，为后续的靶向治疗及判断预后提供参考。

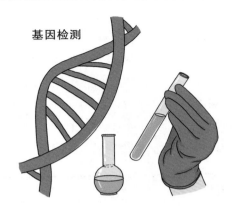

基因检测

6.甲状腺传统开放手术后切口上方肿胀正常吗？

临床上，经常有甲状腺传统开放手术患者在拆除颈部包扎敷料后，询问为什么切口上方肿胀明显，是否有积液。这种情况并不需要担心，因为甲状腺颈前横弧形切口将向心回流的小淋巴管、小血管切断了，所以切口上方皮肤会水肿，如同拦河大坝一样，切口切断了"河流"，则上游水位增高。如果只有切口上方轻度肿胀，没有明显症状，则属于术后正常现象，1～2个月后会慢慢恢复。

7.甲状腺癌术后淋巴漏常见吗？

甲状腺癌术后淋巴漏的发生率为 $1.8\% \sim 8.3\%$，常发生于颈侧区淋巴结清扫患者。尤其是左侧颈侧区淋巴结清扫患者，由于胸导管位于左侧颈静脉角，比右侧颈部的淋巴导管容易出现淋巴漏。有时候淋巴漏的量较大，需要患者清淡饮食，并采取颈部压迫甚至二次手术封闭漏的淋巴管。部分中央区淋巴结清扫也可引起淋巴漏，但量一般较少，几天便可以恢复正常。

8.甲状腺完全切除术后要吃多久钙片？

甲状腺完全切除术后的患者，为了避免发生低钙血症，术后当天或第一天可口服骨化三醇胶丸和碳酸钙 D_3 片，根据症状调整服用次数，出院后根据症状或血清钙水平，可在1～2周内逐渐减量直至停止。对于全切术后甲状旁腺激素（PTH）低下的患者，需延长口服钙片的时间，可根据患者症状、血清甲状旁腺激素及钙水平调整用量及口服药物时间。

药物治疗

1.甲状腺癌术后为什么要吃优甲乐?

甲状腺癌术后,甲状腺功能可能会低下,可进行内分泌抑制治疗。内分泌抑制治疗指的是用优甲乐抑制促甲状腺激素分泌,从而完全抑制或者部分抑制肿瘤细胞。

2.良性甲状腺手术后需要吃优甲乐吗?

这主要取决于患者的甲状腺功能。一般而言,切除甲状腺一侧腺叶,会有部分患者出现甲状腺功能减退,需要使用优甲乐进行替代治疗。可在良性手术后(至少)1个月,在不吃优甲乐的情况下进行甲状腺功能检测,如果甲状腺功能确实减低,则补充优甲乐,使甲状腺功能保持在正常范围。

3.优甲乐有很大的不良反应吗?

在剂量适当的情况下,优甲乐基本没有不良反应。临床上,有些医生和患者说优甲乐不良反应大,是因为大量口服优甲乐会导致轻度甲亢,从而引起心慌出汗,中老年绝经女性骨质疏松等。因此,长期口服优甲乐的患者要进行双风险评估,即疾病复发风险和优甲乐不良反应风险评估,老年患者、心脏病患者都不应过量服用优甲乐。

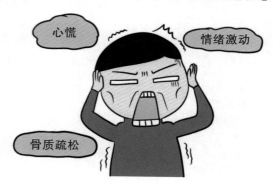

4.为什么优甲乐需要空腹服用?

服用优甲乐的原则是用最小的剂量,达到最大的效果。空腹服用优甲乐,优甲乐的吸收效果最好,进食后服用或同时服用其他药物会影响优甲乐的吸收。口服优甲乐后至少半小时再进食,1小时效果更好。

5.口服优甲乐的患者平时需要忌口吗？

服用优甲乐的患者平时不需要特殊忌口，正常饮食即可。如果为了最大限度地保证优甲乐的吸收而在早饭时放弃蛋白摄入，如早饭不吃鸡蛋、牛奶、豆浆等，则对患者身心影响更大，得不偿失。

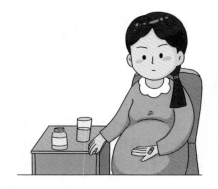

6.孕妇能吃优甲乐吗？

可以，而且桥本甲状腺炎导致甲状腺功能减退的患者、甲状腺术后患者，都需要口服优甲乐。体内甲状腺激素水平低下会影响胎儿智力发育，因此，当孕妇存在甲状腺功能减退时，一定要通过服用优甲乐将甲状腺功能控制在正常范围。

放射性碘治疗

1.在什么情况下患者需要放射性碘治疗？

需要做放射性碘治疗的甲状腺癌患者通常有下列特点：癌肿大于4厘米，或癌肿在甲状腺内播散，或有淋巴结转移，或癌肿侵透甲状腺被膜等。不过，具体还应咨询甲状腺专业医师。

2.放射性碘治疗时需要做什么准备？

最主要的准备是短期低碘饮食，同时停服优甲乐，使促甲状腺激素升高至30毫单位/升以上。

3.什么是低碘饮食？

有些人认为："既然高碘对甲状腺有危害，那生活中应该行低碘饮食。"他们想当然认为低碘饮食就是少吃点碘而已，殊不知，低碘饮食有明确的定义，是指每天摄入不超过50微克的碘。低碘饮食应拒绝以下食

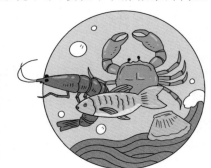

低碘饮食不能多吃哦！

物:碘盐、海盐、任何含有碘盐或海盐的食物(包括牛奶制品、酱油、食用色素等)、海鲜和海产品(鱼、贝壳类、海藻、海藻片、昆布)等。低碘饮食主要为以下食物:新鲜水果和蔬菜、不加盐的坚果和黄油、蛋清、新鲜肉类(有时要求不超过170克/日)、不含高碘成分的面食。低碘饮食作为放射性碘治疗前的准备工作,实际上比人们普遍以为的"低碘饮食"要严格很多。正常生活中,如果严格执行低碘饮食,则无法满足身体对碘元素的需求。

4.放射性碘治疗后需要隔离多久?

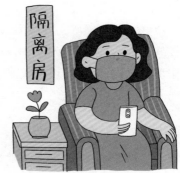

碘治疗后隔离

^{131}I 的放射性会在 1 周后消失,在此期间,患者与任何人 1 米以内的接触应少于 1 小时/天;大多数时候,应与他人保持 2 米以上的距离;8 天以内,与儿童或怀孕女性保持 2 米以上的距离;和宠物也要保持距离;不要亲吻任何人。

甲状腺癌相关问题

1.甲状腺微小癌等同于低危癌吗?

甲状腺微小乳头状癌的淋巴结转移率在 40% 左右。甲状腺微小乳头状癌可能属于特殊亚型,包括滤泡亚型、高细胞亚型、实体亚型等,也可能会侵透被膜,伴有腺体内播散等情况。因此,甲状腺微小癌不等于低危癌,临床上甚至能见到甲状腺微小乳头状癌原发癌灶仅 2 毫米,却存在颈侧区淋巴结转移的病例。

2.甲状腺癌有原位癌吗?

甲状腺癌不是原位癌。甲状腺不像胃肠道那样分为黏膜层、黏膜下层、肌层、浆膜层等,即使很微小的甲状腺乳头状癌,如果侵透被膜,仍然可以累及喉返神经、气管等器官,而往往被称为"局部晚期甲状腺癌"。

3.甲状腺癌预后很好,可以不做手术而长期观察吗?

临床上,医生经常能碰到甲状腺结节怀疑有癌变的患者,甚至已经细针穿刺确诊甲状腺癌而认为甲状腺癌预后很好,不必手术的患者。虽然医生应尊重患者的选择,但是仍然需要向患者解释清楚:目前,恶性结节的生长方式并不是统一的,也是不能预测的,有时候,尽管结节并没有明显生长,仍然会出现淋巴结转移。尽管有研究者认为当发生淋巴结转移时再行手术治疗仍然能够获得极好的预后,但是,有淋巴结转移的患者,可能需要扩大手术范围,术后复发概率增大。因此,当确诊甲状腺癌后,即使结节不大,仍需手术治疗。

4.甲状腺癌是预后最好的癌,这种说法对吗?

甲状腺乳头状癌和滤泡癌属于分化程度较好的癌,预后较好,但甲状腺癌也有未分化癌,恶性程度非常高,从发现癌症到患者死亡,时间一般为3~6个月。因此,经常有人说,预后最好的甲状腺癌指的是分化型甲状腺癌,包括乳头状癌和滤泡癌,预后最差的甲状腺癌指的是甲状腺未分化癌。

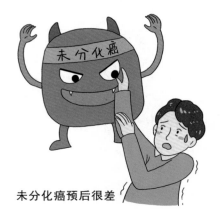

未分化癌预后很差

5.甲状腺癌会遗传吗?

甲状腺癌并不属于遗传性疾病,但具有遗传因素,父母患有甲状腺癌者,其子女患甲状腺癌概率增高。

6.如何算有甲状腺癌家族史?

甲状腺癌家族史指一级亲属中有一人或一人以上患有甲状腺癌。有甲状腺癌家族史的正常人群,甲状腺癌发病率高于没有甲状腺癌家族史的人群。

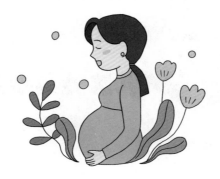

7.甲状腺癌手术影响怀孕吗?

甲状腺癌手术并不影响怀孕。但是,应注意将甲状腺功能调整至理想范围内。做放射性碘治疗的女性患者需要等待半年到一年后再怀孕。

8.甲状腺癌手术影响体育锻炼吗?

甲状腺癌手术并不影响体育锻炼和正常活动,正常的体育锻炼有利于人体健康,对甲状腺有益。

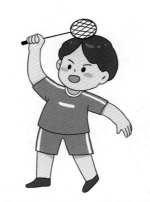

甲状腺癌手术不影响体育锻炼

（亓玉忠　付荣湛　陈波　刘佳宁）

乳腺外科疾病

乳房的一般知识

1.乳房的结构包括什么?

乳房的内部结构是怎样的呢?除了皮肤和脂肪,还有别的组织吗?乳房是由皮肤、纤维组织、脂肪组织和乳腺构成,乳房表面中央有乳头,乳头周围颜色比较深的环形区域称乳晕。乳腺由15~20个乳腺叶和脂肪构成,每个乳腺叶又分为很多个腺小叶,腺小叶又由小乳管和腺泡组成。

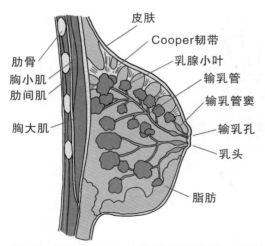

乳腺的内部结构就像一棵大树,乳头是树根,导管是树干,腺叶是树叶,乳汁从各个"树叶"汇集到"树干",再到达"树根"。每一个腺叶有单独的导管,叫作乳管,腺叶和乳管均以乳头为中心,呈放射状排列。小乳管汇至乳管,乳管开口于乳头,乳管靠近乳头开口的1/3段略膨大,称为壶腹部,是乳管内乳头状瘤容易发病的部位。腺叶、小叶和腺泡间存在结缔组织间隔,腺叶间还存在与皮肤垂直的纤维束,向上连接浅筋膜浅层,向下连接浅筋膜深层,被称为Cooper韧带。

图中标注:皮肤、Cooper韧带、乳腺小叶、输乳管、输乳管窦、输乳孔、乳头、脂肪、肋骨、胸小肌、肋间肌、胸大肌

2.乳房有哪些淋巴输出途径?

乳房的淋巴网十分丰富,淋巴液输出有四个途径:①乳房大部分淋巴液流

至腋窝淋巴结,部分乳房上部的淋巴液可流向锁骨下淋巴结;②部分乳房内侧的淋巴液通过肋间淋巴管流向胸骨旁淋巴结;③两侧乳房间皮下有交通淋巴管,互相流通;④乳房深部淋巴网可沿内部腹直肌鞘和肝镰状韧带通向肝脏。

3.乳房好长哪些疾病?

乳房疾病是影响女性健康的常见疾病。乳房常见的良性疾病有乳头畸形、副乳腺畸形、乳腺炎、乳腺囊性增生病、纤维腺瘤、乳管内乳头状瘤等。乳房恶性肿瘤中最常见的是乳腺癌,肉瘤比较少见。

4.如何进行乳房自查?

大部分乳腺疾病患者到医院就诊的原因是洗澡时偶然发现乳房异常,乳腺疾病作为女性常见疾病,应当引起重视。除了每年的体检,我们还能做什么呢?我们也可以当自己的"医生",对自己的乳房进行简单的查体。请按照以下步骤为自己的乳房做一个初步的检查吧!

(1)观察:双臂下垂,对着镜子观察两侧乳房是否对称、胸部皮肤颜色、有无红肿,观察乳头颜色、乳头是否凹陷、有无溢液。

(2)触摸:左手上提至头部后侧,用右手检查左侧乳房,用左手检查右侧乳房,用手指指腹轻按乳房,依次从乳房的外上、外下、内下、内上按压乳房,触摸是否柔软或是否有肿块,是否有压痛感觉。

(3)捏住乳头轻轻挤压,观察是否有乳汁或不正常分泌物溢出。

(4)平躺于床上,同步骤(2),按照同样的方法按压乳房,检查两侧乳房是否正常。除了乳房外,还需检查腋窝及锁骨上是否有肿大淋巴结。

乳房自查应避开月经期,最佳时间为月经期后 3~7 天。已经停经的女性可以选择每月固定的一天做自我检查。

5.乳房有哪些常见的辅助检查?

(1)影像学检查:①乳房 X 线摄影(钼靶):它是常用的影像学检查方法,广泛用于乳腺癌普查。乳腺癌的 X 线表现为密度增高的肿块影,边界不规则,或呈毛刺状,有时可见钙化点,颗粒细小、密集。②超声:它对囊性病变有更多的检出优势,可以进行血供情况观察,提高其判断的敏感性,且可为肿瘤的定性诊断提供有价值的依据。超声适用于致密型乳腺病变的评价,是乳房 X 线摄影检查的有效补充。③乳腺磁共振(MRI):它是乳腺 X 线摄影和超声检查的重要补充,对发现微小病灶、多中心、多病灶及评价病变范围有优势。

（2）活组织病理检查:常用的活检方法有空芯针穿刺活检术、真空辅助旋切活检系统、细针针吸细胞学,前两者病理诊断准确率高,可达90%～97%,细针针吸细胞学的准确率为70%～90%。

6.如何选择乳房辅助检查方法?

通过上一部分内容,大家对乳房常见的辅助检查方法有了初步的认识,但每项检查都不是万能的,各有各的优势,也各有各的适用人群,那么该如何进行选择呢?

（1）乳房X线摄影（钼靶）:这是一种低剂量乳腺X光拍摄乳房的技术,有利于早期乳腺癌的发现与诊断,尤其适用于触摸不到肿块的患者。其缺点是存在辐射,40岁以下女性非必要不建议做该检查,40岁以上女性在检查无异常的情况下,一到两年做一次就足够了,育龄期有生育计划的女性检查前需要咨询专科医生。

（2）超声:目前,超声检查广泛用于乳腺疾病检查,可以用于各个年龄段的女性及孕妇,其优点是无辐射、操作简便、价格便宜,对于鉴别良恶性、囊实性肿块有很好的作用。其缺点是不能分辨微小钙化灶,难以发现早期乳腺癌。超声与乳房X线摄影检查结合是进行乳腺癌早期筛查的"黄金搭档",能够有效发现早期乳腺癌变。

（3）乳腺磁共振:MRI对恶性肿瘤大小、数目的诊断较钼靶和超声更为精确,能较早检查出难以发现的肿瘤,但磁共振检查乳腺癌的花费比钼靶贵10倍,长期通过磁共振观察乳腺变化情况不现实,不作为首选。

（4）超声引导下乳腺病变定位或穿刺活检:超声引导下的乳腺穿刺活检适用于临床触诊不清且难以确定良恶性的乳腺病变,可为穿刺活检或组织切割活检提供较准确的定位。

（5）特殊情况:有乳头溢液但未扪及肿块者,可做乳管造影、乳腺导管内视镜检查,或将乳头溢液涂片做细胞学检查。乳头糜烂疑为湿疹样乳腺癌时可做乳头糜烂部刮片或乳头区切取活检术。

7.乳房结节是什么?

很多患者会因为"乳房结节"而就诊,并因此而感到担心、焦虑。但是,其实乳房结节只是一种症状,一种辅助检查观察到的现象,没有明确的定义,是一个广义的概念,也并不是最终的诊断结果。乳房结节的成因尚不明确,与遗传、环境、内分泌激素水平、基因突变等有关。乳房结节也可以叫乳房肿物、乳房肿块,乳房结节不一定都是乳房肿瘤,不要因此而过度担心和焦虑。若发现乳腺结节,应及时到医院就诊,通过专业的医生和辅助检查进一步明确乳房结节的性质。

8.乳房肿瘤是乳腺癌吗?

很多患者会因为乳房肿瘤的诊断而担心和焦虑,乳房肿瘤包括良性肿瘤、交界性肿瘤(介于良性与恶性之间)和恶性肿瘤。良性肿瘤以纤维腺瘤最多见,恶性肿瘤大多数是乳腺癌。所以乳房肿瘤不一定就是乳腺癌,患者不要因此而过度焦虑,应进一步就诊明确乳房肿瘤的诊断,以指导下一步治疗。

9.副乳是什么,有什么症状?

顾名思义,副乳就是多长出来的乳房,也被叫作异位乳房、多乳房和副乳腺组织,副乳的形成与先天发育异常相关。副乳多发生于腋窝及其周围,也可发生在胸部正常乳房的上下、腹部、腹股沟等部位。副乳可表现为有乳腺组织但无乳头、既有乳腺组织发育又有乳头、无乳腺组织但有乳头。

一般来说,副乳没有症状,体检时可发现腋部一处或多处突起,也常常与正常乳房相同,会在月经期、妊娠或哺乳期间出现胀痛等相应症状。有乳头的副乳在哺乳期甚至可能出现泌乳现象,触诊时质地较软且边界不清,偶尔可以摸到里面的腺叶感韧性组织。

10.为什么会出现乳头内陷?

正常女性乳头突出于乳晕平面10~15毫米,而乳头内陷表现为乳头部分或者全部凹陷于乳晕平面,受刺激后不易突出或不易挤出,呈火山口状。病因分为先天性和后天性两种,大部分为先天性。

(1)先天性乳头内陷的主要原因是乳头胚胎发育期中胚层增殖障碍,表现为乳头、乳晕的平滑肌和乳腺导管发育不良,导致乳腺导管未能导管化,形成短缩的条索,以及周围的组织短缩导致乳头下支撑组织缺乏,使乳腺导管向内牵拉,致使乳头外凸不明显或乳头内陷。

(2)后天性乳头内陷是由于病理性原因导致的乳腺内组织牵拉所致,常见的原因主要有乳腺恶性肿瘤、乳腺炎、巨乳症及乳腺相关手术的术后瘢痕等。

若发生后天性乳头内陷,要及时就医明确原因。

11.为什么会出现乳头溢液(或溢血)?

很多患者会因为内衣乳头部位污渍发现乳头溢液(或溢血)前来就诊。乳头溢液有不同的颜色和形状,其出现的原因有多种,如哺乳、乳腺增生、乳腺导管扩张、乳管内乳头状瘤、乳腺癌等。非哺乳期出现乳头溢液应引起足够重视,要及时就医明确溢液原因,以指导下一步治疗。

12.乳腺影像学检查中的 BI-RADS 分类是什么?

大家常常在超声报告中看见乳房结节,BI-RADS 为几类或几级,那么大家了解这个分级是什么意思吗,不同的分级又代表了什么呢?其实,BI-RADS 分级标准是美国放射学会创立并推荐使用的"乳腺影像报告和数据系统",用于评估影像检查中乳腺的改变。BI-RADS 分类根据彩超、钼靶和核磁检查中肿块大小,边界是否清楚及肿块周围血流等情况,判断肿块性质,分为 0~6 共 7 个等级,等级不同,代表肿块病变程度不同。

(1)0 级:超声检查不足以做出诊断,需要进一步检查。

(2)1 级:未见异常。

(3)2 级:良性病变。单纯囊肿,乳腺内淋巴结,乳腺假体,稳定的术后瘢痕,超声随访无变化的纤维腺瘤。

(4)3 级:良性可能性大,建议短期随访。实性肿块,圆形或椭圆形,边界清晰,最大可能是纤维腺瘤,癌的可能性小于 2%。触诊不清的复合性囊肿。簇状分布的微小囊肿。

(5)4 级:可疑恶性,建议活检。实性肿块,但不具备纤维腺瘤的全部征象,癌的可能性在 3%~94%。

(6)5 级:恶性可能性大,需要采取必要措施。几乎可以肯定是恶性,癌的可能性超过 95%。

(7)6 级:活检证实的恶性病变,应立即采取适当措施。这一分级用在活检已证实为恶性但还未进行治疗的影像评价上,主要是评价先前活检后的影像改变,或监测手术前新辅助化疗的影像改变。

急性乳腺炎

1.急性乳腺炎是什么?

急性乳腺炎是乳腺的急性化脓性感染,产后哺乳妇女较常见,尤以初产妇更为多见,往往发生在产后 3~4 周。

2.急性乳腺炎有哪些病因?

(1)细菌入侵:乳头破损或皲裂使细菌沿着淋巴管入侵是感染的主要途径。细菌也可直接侵入乳管,上行至腺小叶而致感染;也可发生于断奶时,婴儿已长牙,导致母亲乳头损伤,细菌入侵。

(2)乳汁淤积:乳汁淤积是急性乳腺炎另一大原因,常因喂奶不及时、乳汁量多不能完全排空或乳房局部受外力压碰导致乳汁淤积;或因乳腺发育不良,乳头扁平、短小、凹陷等乳房缺陷问题,导致小儿吸吮不畅,形成乳汁淤积,阻塞乳腺管;也可因乳头皲裂造成的剧烈疼痛影响哺乳,导致乳房未及时排空而形成乳汁淤积。

3.急性乳腺炎有什么常见症状?

出现什么症状会提示急性乳腺炎呢?急性乳腺炎最常见的症状是乳房局部红、肿、热、痛,但是,不同病因和不同类型的乳腺炎也会表现出不同的症状。

(1)淤积性乳腺炎:顾名思义,它是由于乳汁淤积而形成的乳腺炎,可发生于整个哺乳期,又以产褥初期多见。大多由于初产妇缺乏哺乳经验,体质虚弱,又大量饮用所谓的"下奶"汤汁,导致乳腺管阻塞,乳汁淤积,常表现为乳房胀痛、体温小幅度升高,触诊乳房胀满、充盈,有团块、压痛,表皮红肿。如果发病初期及时吸出乳汁,排空乳房,症状即可消失。但是,若未能及时处理,或有乳头凹陷、皲裂等问题,造成乳汁无法正常吸出时,淤积的乳汁则会导致化脓。

(2)化脓性乳腺炎:由乳汁淤积进一步发展,乳房局部肿块不消或逐渐增大,疼痛加重或剧烈,触诊时有明显压痛,表皮发红并有灼热感,甚至出现全身高热,不思饮食,同侧腋下淋巴结肿大、压痛。如果病情持续发展,肿块中央将逐渐变软,按之会有波动感。

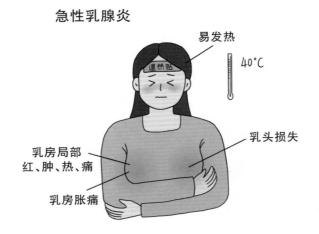

急性乳腺炎

易发热
40℃
退热贴
乳头损失
乳房局部
红、肿、热、痛
乳房胀痛

4.急性乳腺炎患者需要停止哺乳吗?

得了急性乳腺炎的哺乳期女性经常会问的一个问题是——还可以哺乳吗?一般来说,健侧乳房可不停止哺乳,停止哺乳不仅影响婴儿喂养,还增加了乳汁淤积的风险。而病侧乳房应停止哺乳,进行局部冷敷、冰敷,以减少乳汁分泌,减轻局部水肿,并促使乳汁通畅排出。患者可以帮助宝宝多吸吮,如果宝宝吸吮困难,可用指腹向乳房导管方向轻柔按摩,用手法排乳,还可借助吸奶器排乳,尽可能做到排空乳房。若感染严重或脓肿引流后并发乳瘘,则应停止哺乳。

5.急性乳腺炎需要做手术吗?

虽然急性乳腺炎只是乳腺的"炎症",但大家不可掉以轻心,应早发现、早治疗。患者若处于早期炎症而未形成脓肿之前可应用抗生素治疗,并配合乳汁排空,避免乳汁淤积。一旦病情继续发展,脓肿形成,则需要及时行脓肿切开引流。

6.怎样预防急性乳腺炎?

平时应该怎样预防急性乳腺炎呢?首先,哺乳期女性需要注意调畅情志,采取正确的哺乳频率和姿势,及时排空乳房,防止乳汁淤积;其次,应养成良好的哺乳习惯,哺乳前应清洁乳头,避免宝宝含乳睡觉,以防乳头破损;最后,还应使用防溢乳垫,并经常更换,保持乳房干燥、清洁。一旦乳头破损,要及时治疗,可涂抹乳汁、金霉素软膏、红霉素眼膏或蛋黄油,以促进乳头破损处尽快愈合(尽量先选择对宝宝没有影响的物品涂抹,若使用药品,可在喂奶后涂抹,待吸收后,将乳头清洗干净再喂奶)。若婴幼儿舌系带过短导致吸吮困难,可于口腔科就诊,并进行外科干预治疗,从根本上解决问题,防止因吸吮困难而导致乳腺炎发生;同时,应注意婴儿口腔卫生,做好每日清洁,避免口腔疾病的发生。

乳腺囊性增生病

1.乳腺囊性增生病是什么?

多数患者就诊原因之一是乳房疼痛,当医生通过查体和辅助检查判断后,会下"乳腺增生"的诊断。这时您可能会担心,这是什么很严重的疾病吗?其实,乳腺增生症是一种良性乳腺疾病,是妇女的多发病,常见于中年妇女,本质上是由于乳腺组织不同程度增生及复旧不全所致的乳腺正常结构紊乱。其病理学形态多样、复杂,故临床命名不统一,如乳腺囊肿、慢性囊性乳腺病、乳腺囊性增生病、乳房纤维硬化症、乳腺增生等。增生可发生于腺管周围,并伴有大小不等的囊肿形成,囊内含淡黄色或棕褐色液体;或腺管内表现为不同程度的乳头状增生,伴乳管囊性扩张,也有发生于小叶实质者,主要为乳管及腺泡上皮增生。

2.乳腺囊性增生病有哪些病因?

为什么会有这么多的女性出现乳腺增生呢,原因到底是什么?其实,现代医学对乳腺囊性增生病的确切发病机制尚不明确,目前主要认为其发生与卵巢内分泌紊乱有关。当雌激素水平过高,而孕激素水平相对不足时,腺体上皮持续异常增生,管腔增大,最终形成囊肿。乳腺囊性增生病通常为良性病变,也有一定的恶变倾向,需要定期进行乳腺体检。

3.乳腺囊性增生病有什么症状?

(1)乳房胀痛:一侧或双侧乳房胀痛。部分患者的疼痛具有周期性,一般在月经来前加重,月经后减轻或消失,严重者整个月经期间都有疼痛。

(2)乳房肿块:乳房内肿块的位置常固定,表现为单侧或双侧乳腺内弥漫性增厚,增厚区域与周围乳腺组织分界不明显;肿块质地韧,有弹性,可活动,其大小也可能随月经周期变化而变化;少数患者可有乳头溢液的临床表现,腋窝淋巴结通常无肿大。

4.乳腺囊性增生病引起的乳房胀痛可以治愈吗?

很多患者会因为乳腺囊性增生病的疼痛而十分焦虑,希望能通过药物治愈。但是,本病的病因尚不明确,单纯服用药物是无法治愈的。目前,主要的治疗是对症治疗,患者可以通过服用药物暂时缓解乳房胀痛症状,应定期复查,当再次出现乳房胀痛时再次服用药物缓解,无须过度担心与焦虑。

5.男性出现乳房变大的原因是什么?

通常,大家会误认为只有女性会患乳腺疾病,但是,其实男性也有发生乳腺疾病的可能。若男性乳房表现为单侧或双侧乳房体积异常增大,同时伴有乳晕下可推动肿块,部分患者可有疼痛,则可考虑为男性乳房发育。

男性乳房发育的病因常为多因素,主要与雄激素生成减少和雌激素灭活减弱,从而导致内分泌失调有关,还与家族遗传、环境、长期服用固醇类药物、内分泌及肿瘤等疾病相关。此外,肥胖者由于增多的脂肪组织中睾酮易转化为雌激素,可能会出现乳房发育。许多男性会因为自己性别的原因觉得自己不方便于乳腺专业门诊就诊,请大家不要有任何顾虑,如发生有关乳房方面的疾病,应及时就诊!

乳房纤维腺瘤

1.乳房纤维腺瘤是什么?

乳房纤维腺瘤是女性最常见的乳腺良性疾病,因乳房纤维细胞对雌激素异常敏感导致,主要表现为无痛、可移动的乳房肿块,常见于青年女性。

2.乳房纤维腺瘤可以通过吃药治疗吗?

很多患者会在门诊询问乳房纤维腺瘤是否可以通过药物治疗而消失,但其实药物治疗对本病虽有一定效果,但疗效不确切,目前不建议用药治疗。

3.乳房纤维腺瘤必须手术治疗吗?

乳房纤维腺瘤极少恶变,且手术切除后复发率较高。因此,最佳选择是随诊观察。如果纤维腺瘤增大较快,可以考虑手术切除,手术切除是目前治疗乳房纤维腺瘤的唯一有效方法。

4.乳房纤维腺瘤会变成乳腺癌吗?

许多患者会因为乳房纤维腺瘤而过度担心和焦虑,但乳房纤维腺瘤是女性常见良性肿瘤,恶变概率很低,仅为 0.1%。若出现肿块短期内迅速增大、质地变硬、不规则且不易推动等情况,则提示恶变,患者应及时就诊。如果肿块大小无明显变化,则定期复查即可。

乳管内乳头状瘤

1.乳管内乳头状瘤是什么?

许多人对乳管内乳头状瘤比较陌生,乳管内乳头状瘤是发生在导管上皮的良性肿瘤,在女性乳房良性肿瘤中,发病率仅次于乳房纤维腺瘤。75%病例的肿瘤发生在大乳管,靠近乳头壶腹部;少部分发生在中小乳管,位于乳房的周围区域。

2.乳管内乳头状瘤有什么症状?

一般,乳管内乳头状瘤无自觉症状,常因乳头溢液——也就是大家常说的"乳头出水"污染内衣而引起注意,溢液可为血色、暗棕色或黄色液体。乳管内乳头状瘤一般肿瘤较小,常不能触及肿块。大乳管乳头状瘤可在乳晕区扪及直径为数毫米的小结节,多呈圆形、质软、可推动,轻压此肿块,常可从乳头溢出液体。

乳管内乳头状瘤

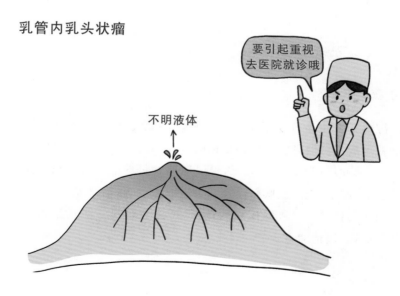

要引起重视
去医院就诊哦

不明液体

3.有哪些针对乳头溢液的辅助检查？

（1）乳腺导管造影：乳腺导管造影适用于有乳头溢液的患者，为经乳腺导管的乳头开口注入对比剂而使之显影的 X 线检查方法。通过乳腺导管造影可观察导管内的变化，如导管有无扩张、截断、充盈缺损等。

（2）乳头溢液细胞学检查：通过涂片或者液基细胞学的方法观察乳头溢液中细胞，主要目的是寻找是否有肿瘤细胞。

（3）乳头溢液肿瘤标志物检验：检测癌胚抗原（CEA）、CA-153（一种糖蛋白）、CA-125（一种糖蛋白）等肿瘤标志物指标。

4.乳管内乳头状瘤是良性的吗？

乳管内乳头状瘤一般是良性的，但也有恶变可能，有可能进展为乳腺导管原位癌，进一步发展为浸润性乳腺癌，恶变率为 6％～8％，尤其是起源于小乳管的乳头状瘤，其恶变率更高。

5.如何治疗乳管内乳头状瘤？

目前，乳管内乳头状瘤的治疗以手术为主，对单发的乳管内乳头状瘤，应切除病变的乳管系统。患者应常规做病理检查，病理如有恶变，应酌情施行相应手术。

乳腺癌

1.男性会得乳腺癌吗？

乳腺癌是发生于乳腺组织的恶性肿瘤，男性也有乳腺组织，所以同样有得乳腺癌的可能性。但是由于生理结构的差异，男性患乳腺癌的概率远远小于女性，发病率为女性的 3‰～1％。男性乳腺癌常见的临床表现与女性相似，如乳房肿块、乳头凹陷、乳房皮肤粘连及乳头溢液溢血等，治疗原则也与女性乳腺癌相同。由于男性缺乏对乳腺疾病的认识，可能会忽视一些乳腺癌的临床表现，导致就诊延误，病情加重。

2.乳腺癌包括哪些类型?

如今,乳腺癌的发病率越来越高,大家谈癌色变,那么乳腺癌到底有几种类型呢? 其实,乳腺癌有多种分型方法,目前,国内多采用以下病理分型:

(1)非浸润性癌:包括导管内癌、小叶原位癌、乳头湿疹样乳腺癌。此型属早期,预后较好。

(2)浸润性特殊癌:包括乳头状癌、髓样癌(伴大量淋巴细胞浸润)、小管癌、腺样囊性癌、黏液腺癌、大汗腺样癌、鳞状细胞癌等。

(3)浸润性非特殊癌:包括浸润性小叶癌、浸润性导管癌、硬癌、髓样癌(无大量淋巴细胞浸润)、单纯癌、腺癌等。此型是乳腺癌最常见的类型,约占80%,但判断预后尚需结合其他因素。

(4)其他罕见癌。

3.乳腺癌发病的相关因素有哪些?

目前,乳腺癌的病因尚不完全清楚。乳腺是多种内分泌激素的靶器官,其中激素雌酮及雌二醇与乳腺癌的发病有直接关系。月经初潮年龄早、绝经年龄晚、不孕及初次足月产的年龄晚均与乳腺癌发病有关。一级亲属(如母亲)中有乳腺癌病史者,发病风险是普通人群的2~3倍。乳腺良性疾病与乳腺癌的关系尚有争论。另外,营养过剩、肥胖、高脂肪饮食可加强或延长雌激素对乳腺上皮细胞的刺激,从而增加发病机会。环境因素及生活方式与乳腺癌的发病有一定关系。

4.乳腺癌会遗传吗?

乳腺癌有遗传倾向,但不是一定会遗传,只是患病风险会更高。一级亲属中有乳腺癌病史者,发病风险是普通人的2~3倍,尤其是女性母系传播风险更高。有乳腺癌家族史的女性更要遵医嘱定期进行乳腺体检。

5.乳腺癌有什么症状?

乳腺癌的早期表现是病侧乳房出现无痛、单发的小肿块,常在无意中发现。肿块质硬,表面不光滑,与周围组织分界不清楚,在乳房内不易被推动。随着肿瘤增大,可引起乳房局部隆起。若累及 Cooper 韧带,可使其缩短而致肿瘤表面皮肤凹陷,像酒窝一样,即"酒窝征"。邻近乳头或乳晕的癌肿因侵入乳管而使之缩短,可把乳头牵向癌肿侧,进而可使乳头扁平、回缩、凹陷。若肿瘤继续增大,如皮下淋巴管被癌细胞堵塞,可引起淋巴回流障碍,出现真皮水肿,使皮肤呈"橘皮样"改变。

乳腺癌发展至晚期,可侵入深部的胸肌筋膜、胸肌,以致肿瘤固定于胸壁而不易推动。如果癌细胞侵入大片皮肤,可出现多个小结节,甚至彼此融合。有时,皮肤可溃破而形成溃疡,这种溃疡常有恶臭,容易出血。

乳腺癌淋巴转移最初多见于腋窝。肿大淋巴结质硬、无痛、可被推动;以后数目增多,并融合成团,甚至与皮肤或深部组织粘连。乳腺癌转移至肺、骨、肝时,可出现相应的症状。

此外,某些类型的乳腺癌的临床表现与一般乳腺癌不同,如炎性乳腺癌和乳头湿疹样乳腺癌。炎性乳腺癌并不多见,特点是发展迅速、预后差。患者局部皮肤可呈炎症样表现,包括发红、水肿、增厚、粗糙、表面温度升高,但是,患者体温不高,此类型的乳腺癌特别容易与哺乳期乳腺炎混淆。乳头湿疹样乳腺癌少见,恶性程度低、发展慢。患者乳头有瘙痒、烧灼感,以后乳头和乳晕皮肤会变粗糙、糜烂,如湿疹样,进而形成溃疡,有时覆盖黄褐色鳞屑样痂皮。部分患者于乳晕区可扪及肿块。

6.怎样早期发现乳腺癌?

乳腺癌常见的早期表现是病侧乳房出现无痛、单发的小肿块,建议定期至医院进行乳房的检查,通过乳腺彩超、乳腺钼靶等辅助检查进行筛查。

7.如何确诊乳腺癌?

病理检查是确诊乳腺癌的"金标准"。

8.乳腺癌出现淋巴结转移意味着晚期吗?

乳腺癌出现淋巴结转移不一定是晚期,需要根据肿块大小、侵犯部位、有无淋巴结转移、有无远处转移确定具体分期。

9.乳腺癌有哪些转移途径?

(1)局部扩展:癌细胞沿导管或筋膜间隙蔓延,继而侵及 Cooper 韧带和皮肤。

(2)淋巴转移:主要途径有癌细胞经胸大肌外侧缘淋巴管侵入同侧腋窝淋

巴结,然后侵入锁骨下淋巴结以至锁骨上淋巴结,进而可经胸导管(左)或右淋巴管侵入静脉血流而向远处转移;癌细胞向内侧淋巴管,沿乳内淋巴管的肋间穿支引流到胸骨旁淋巴结,继而到达锁骨上淋巴结,并可通过同样途径侵入血流。

(3)血运转移:早期乳腺癌已有血运转移,癌细胞可直接侵入血液循环而致远处转移,最常见的远处转移依次为骨、肺、肝。

10.乳腺癌有哪些治疗方式?

乳腺癌的治疗采用的是以手术治疗为主的综合治疗策略,具体治疗方式包括手术治疗、化学治疗、内分泌治疗、放射治疗、靶向治疗等。

11.什么是术前新辅助化疗?

许多人有疑问,为什么有些患者在做手术之前要进行化疗,这便是术前新辅助化疗。原本不可耐受手术的患者,术前接受化疗之后再进行手术,称为术前新辅助化疗。它可以在术前使肿瘤缩小,降级降期,有利于手术切除肿瘤。另外,有保乳意愿的患者可采用术前新辅助化疗提高保乳手术率。

12.术前新辅助化疗后可以立即手术吗?

很多患者接受完新辅助化疗后想立即进行手术,但其实新辅助化疗后是不能立即手术的,因为化疗后患者免疫功能低下,白细胞和血小板等减少,肝肾功能也会受到损害,需要积极治疗,增加白细胞和血小板,复查肝肾功能等相应指标,待身体状况调整好后才能进行手术。因此,新辅助化疗结束后,患者不要过度焦虑,需要谨遵医嘱,待身体状况恢复后再进行下一步治疗。

13.乳腺癌必须要做手术吗?

乳腺癌现在的治疗方法是以手术为主的综合治疗,手术治疗是首选。但患者出现以下情况时不可接受手术:已发生了远处转移(肺、骨、肝脏)、全身情况差、主要脏器(如心脏、大脑)有严重疾病、年老体弱不能耐受手术者。

14.乳腺癌有哪些手术方式?

乳腺癌的手术方式有保留乳房的乳腺癌切除术、乳腺癌改良根治术、乳腺癌根治术、全乳房切除术、前哨淋巴结活检术及腋淋巴结清扫术等。

15.什么是靶向治疗？什么样的乳腺癌可以进行靶向治疗？

许多患者会有疑问，为什么有的患者要进行靶向治疗，有些患者不需要进行靶向治疗，到底什么是靶向治疗呢？

靶向治疗的药物是针对肿瘤基因开发的，它能够识别肿瘤细胞上由肿瘤细胞特异性表达的基因所决定的特征性位点，通过与之结合，阻断肿瘤细胞内控制细胞生长、增殖的信号传导通路，从而杀灭肿瘤细胞，阻止其增殖。使用靶向药物的治疗方法称为靶向治疗。

在乳腺癌患者中，靶向药物针对的基因是 HER2，因此 HER2 基因过度表达的乳腺癌患者可以进行靶向治疗。HER2（1＋）者，不考虑靶向治疗。HER2（2＋）者，先行免疫荧光原位杂交法（FISH）进一步明确 HER2 基因表达情况。HER2（3＋）或 FISH 呈阳性者，可进行靶向治疗。

16.乳腺癌术后区域为什么会感觉异常？

乳腺癌术后区域感觉异常是一种常见的术后症状，可持续存在，常见的感觉异常有麻木感、针刺感等。主要原因是支配相应区域感觉的皮神经在术中被切断。

17.乳腺癌术后患侧手臂水肿该怎么办？

乳腺癌患者术后患侧手臂水肿是由于乳腺癌术中清扫淋巴结导致患侧手臂淋巴回流受阻引起的淋巴水肿。重点在于术后预防，避免患侧手臂提重物，避免患侧手臂盲目热敷、针灸、理疗、推拿、按摩等。若已经出现水肿，不要盲目自行处理，应及时就医，口服消肿药物缓解，如消脱止-M 或迈之灵。

18.乳腺癌术后复查内容包括什么？

（1）体格检查：患侧及健侧视诊和触诊。

（2）常规血液学检查：血常规、肝肾功等检测患者的基础状况。

（3）肿瘤指标：CEA、CA-125、CA-153 等，虽存在假阳性情况，但在一定程度上可以评估肿瘤复发及远处转移情况。

（4）影像学检查：①乳腺超声。②胸部 CT：乳腺癌易发生肺转移，建议行 CT 平扫检查，以排除肺转移病灶。③腹部 CT、腹部超声：乳腺癌易发生肝转移,建议行腹部影像学检查,排除肝转移病灶。④妇科超声:长期服用选择性雌激素受体调节剂易发生妇科不良反应,服用此类内分泌药物的患者需定期复查妇科超声。⑤骨扫描:乳腺癌易发生骨转移,当出现骨痛等可疑症状时,建议行骨扫描检查,但骨扫描不作为常规复查项目。

（张凯　付勤烨　徐瑶）

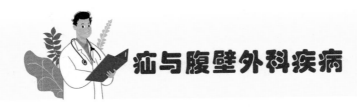

腹股沟疝

1.什么是疝?

疝,简单来说,就是身体里的某个器官或组织离开了它原有的位置,通过一个薄弱点或缺损跑到了另一个部位,形成了一个"鼓包"。想象一下,就像一个轮胎的某个部分因为气压过高而鼓了起来,或者衣服上有一个口子,里面的东西漏了出来。这个"鼓包"在站立、行走、咳嗽或劳动时可能会出现,而平躺休息时又可能消失。腹股沟疝是最常见的疝气。

2.为什么民间通常把"疝"称作"疝气"?

"疝气"是在民间和非医学正式场合中,人们对"疝"这种疾病的通俗称呼。这个名称来源于古代对疝病表现的直观认识:当腹腔内的器官(尤其是肠管)通过腹壁的缺损或薄弱点突出时,由于肠道内常含气体,突出物中会有气体成分,触摸起来可能会感觉到"气"的存在,且活动时可能伴有气体移动声音,故而得名"疝气"。

而在医学上,疝的定义并不强调是否有气体,而是指任何腹腔内容物(如肠管、网膜等)通过腹壁的异常通道突出到正常解剖位置之外的情况。因此,"疝气"这一名称更多是传统习惯和通俗说法,并不能准确反映其病理本质,正规医学术语则称之为"疝"。

3.什么是腹股沟疝?

腹股沟疝是指肚子里某个器官,通常是小肠或网膜,通过腹股沟区腹壁上的一个"洞"跑到了它不应该在的地方。这个"洞"可能是天生的,也可能是后天由于年龄增长、肌肉萎缩、长期咳嗽、便秘等原因造成的腹壁薄弱点。通俗来说,就像衣服破了个洞,里面的棉花会从洞口鼓出来一样。疝突出后会在腹股沟区形成一个可以触摸到的包块,严重时甚至会掉到阴囊里。这种疾病男性比女性更常见,通常需要通过手术修复。

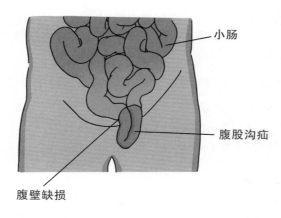

4.腹股沟疝是由什么原因引起的?

(1)腹壁变弱:就像衣服穿久了会磨薄一样,随着年龄增长,身体自然衰老,或者因为肌肉萎缩、肥胖等原因,人的腹部肌肉和组织会变得薄弱,尤其是在腹股沟这个地方。

(2)腹腔内压力增大:长期咳嗽、便秘、排尿困难、重体力劳动甚至怀孕等都会让肚子里的压力增加,像吹气球一样把腹壁撑大,从而诱发腹股沟疝。

总之,腹股沟疝的发生就像是一面墙年久失修遭受外力冲击,导致墙体裂缝越来越大,里面的物品透过裂缝滑出来。

5.腹股沟疝会遗传吗?

腹股沟疝本身并不是一种遗传病,也就是说,它不会像某些基因疾病那样由父母直接传给子女。然而,腹壁结构的强度和发育情况可能受到遗传因素的影响,使得一些人在出生时就具有腹壁薄弱的特点,这在一定程度上增加了发生腹股沟疝的风险。此外,家族成员间的生活习惯、体形特征(如肥胖)以及慢性增加腹压的疾病(如慢性咳嗽、便秘等)可能会有相似性,这些间接因素会增加家庭成员共同患有腹股沟疝的可能性。

6.腹股沟疝有什么症状?

(1)腹股沟区出现包块:这是腹股沟疝最常见的症状。患者通常在站立、行走、咳嗽或劳动时出现包块,而在休息、平卧时包块可能会消失。这个包块可能一开始很小,但会逐渐增大,并向阴囊或大阴唇方向延伸。

(2)疼痛及坠胀不适:患者可能会感到腹股沟区或阴囊坠胀和疼痛,尤其是在站立或行走时更加明显。如果包块突然增大并伴有明显疼痛,则可能是疝内容物发生了嵌顿,需要立即就医。

(3)其他症状:除了上述两种主要症状外,腹股沟疝还可能引起一些其他症状,如恶心、呕吐、腹胀、便秘等。

腹股沟疝的症状可能因人而异,有些人可能没有明显症状。如果您怀疑自己有腹股沟疝,最好尽快咨询医生,进行诊断和治疗。

7.腹股沟疝嵌顿有什么症状?

腹股沟疝发生嵌顿时,腹股沟区及阴囊会出现疼痛性包块,或原有包块突然增大、变硬,不能还纳至腹腔,疼痛明显加剧,呈持续性并有触痛;如嵌顿的内容物为肠管,则可出现腹部绞痛、恶心、呕吐、便血,若未能及时处理,则排便、排气停止,腹胀明显加重。另外,患者也可出现严重的水、电解质和酸碱紊乱,甚至感染性休克等症状。

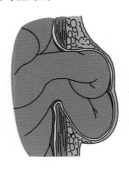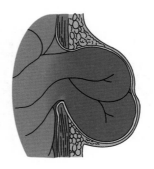

8.腹股沟区出现包块就是腹股沟疝吗?

除了腹股沟疝,一些其他的疾病也可表现为腹股沟区包块,如脂肪瘤、肿大淋巴结、精索囊肿、精索鞘膜积液等。因此,大家发现腹股沟区包块后应先到医院完善专业检查(包括医生查体、影像学检查和必要的抽血检验等),再根据检查结果进行下一步治疗评估。

9.什么情况下需要就诊排除腹股沟疝?

日常生活中,遇到以下几种情况需到医院就诊,排除腹股沟疝:①腹股沟区出现包块,平卧后自行消失,或可以手法复位,若手法还纳困难,需急诊就医,排除嵌顿性腹股沟疝;②咳嗽、排大小便、用力后出现大腿根部包块;③腹股沟区疼痛不适,阴囊下坠感;④阴囊内包块,一侧阴囊增大,晨起包块消失。

10.腹股沟疝的发病率有多高?

我国近 10 年的流行病学研究结果显示,腹股沟疝的年发病率为 3.6‰~5.0‰,65 岁以上年龄段人群的腹股沟疝患病率更是高达 1.16%。据不完全统计,我国每年成人腹股沟疝手术(无张力疝修补)已达 100 万例。

11.女性也会得腹股沟疝吗?

腹股沟疝并不是男性朋友的"专病",女性也会得,但男性腹股沟疝的发病率约为女性的 8 倍。当先天发育不良或者年老体弱时,女性也会出现腹股沟疝。

12.腹股沟疝有多少类型?

根据腹壁缺损(疝环)和腹壁下血管的位置关系,腹股沟疝可分为直疝及斜疝,它们的疝环分别位于腹壁下血管的内侧和外侧。直疝的突出路径几乎是垂直向前的,并不向内下方斜行,通常不会进入阴囊。斜疝更像是腹腔内容物沿着一条曲折的通道滑落出来。这条通道就是腹股沟管,它从腹部内环口开始,向下斜行至外环口并可能延伸到阴囊内。因此,斜疝就像一颗小球顺着腹壁的一条斜坡慢慢滚下来,最终在腹股沟区或阴囊内形成肿块。

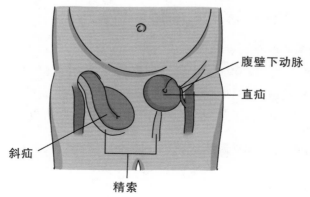

腹壁下动脉

直疝

斜疝

精索

13.得了腹股沟疝该怎么办？

成人腹股沟疝是一种不可自愈的疾病，而且会不断进展，早期治疗效果更好。如果不及时处理，疝环口会松弛扩大，造成更多疝内容物如：肠管、脏器突出到体外，不但治疗难度加大，而且效果差，甚至可能导致严重后果。若发生嵌顿疝和绞窄疝等情况，可引起肠梗阻或肠坏死等严重后果，甚至导致患者死亡。很多人都把腹股沟疝当成小病而拖着不治疗，这种观点是非常错误的。

因此，得了腹股沟疝后，需要去医院就诊，找普外科或者疝与腹壁外科医生进行专业诊断。医生会通过询问病史、体格检查（包括站立时触摸腹股沟区是否有可复性肿块）、B超等检查来确认是否为腹股沟疝。然后，医生将根据疝的大小、症状严重程度、有无嵌顿或绞窄等情况，以及患者的身体状况和年龄来制定治疗方案。对于成人腹股沟疝，如果没有绝对的手术禁忌，一般建议进行手术修复。

14.得了腹股沟疝，就诊该看什么科？

不同医院的专业划分不是很统一。到医院就诊时，如有疝和腹壁外科专业，应优先找该专业医师就诊，如果没有疝与腹壁外科专业，可就诊于普外科。如果腹股沟疝发生急性嵌顿，则需要就诊于急诊外科。

15.如何早期发现是否患有腹股沟疝？

平时应留意自己或家人站立时腹股沟区是否有包块膨出。对于有慢性咳嗽、慢性便秘、排尿困难、营养不良、腹水等情况者，更要多加注意。如果发现问题，最好及时就医，以免影响身体健康，甚至危及生命安全。

16.做什么检查能确诊腹股沟疝？

大多数患者可根据病史和体格检查来诊断腹股沟疝。当体格检查不足以明确诊断时，影像学检查有助于识别小的腹股沟疝，并与其他疾病进行鉴别诊断。超声检查对腹股沟疝的敏感性和特异性都较高，为临床上首选的诊断方式。CT、MRI和消化道造影等其他方法也有一定的诊断价值。

17.成人腹股沟疝的最佳治疗时间是什么时候？

对于成人疝来说，需要早发现、早治疗、早手术。当疝较小时，手术更加安全,术后恢复也更快,可以更早恢复正常生活、工作。

18.什么是腹股沟疝的保守治疗?

腹股沟疝的保守治疗是通过非手术方式,如应用疝气带等物理加压方式来延缓疝气发展进程。具体来说,疝气带通常由腰带束带及局部垫片组成,其作用原理是通过外部压力将突出的脏器推回腹腔,并对疝环处提供持续的压力,防止疝囊内容物再次脱出。使用时,要确保疝气带压力适当,既能有效压迫疝环,又不会因过紧导致血液循环受阻或其他并发症。但是,该方式无法彻底治愈腹股沟疝,且不规范使用疝气带一方面会导致皮肤红肿,另一方面会增加疝内容物与疝囊壁之间的摩擦,造成粘连,增加后期的手术处理难度。

19.可以使用注射疗法代替手术来治疗腹股沟疝吗?

注射疗法是指向腹股沟管内注射黏合剂或硬化剂,造成疝囊壁组织无菌性炎症,使纤维增生,瘢痕形成,从而封闭疝囊,封堵疝环口。但注射疗法有明显的缺陷:①注射治疗很难将药物准确注射到疝囊壁上,很难准确封闭腹股沟管内口。②形成的瘢痕张力不高,无法对抗腹压变化,并且所注射药物难以被身体吸收,可造成疼痛、坠胀、异物等不适感觉,严重影响日常生活和工作。③由于注射可破坏腹股沟区正常结构,甚至因注射层面过深而导致肠粘连,大大增加后期手术难度,增加手术并发症。

总体来讲,注射硬化剂是一种风险极高且无效的方法。因此,医学专家强烈建议避免采用注射硬化剂治疗腹股沟疝。

20.什么样的腹股沟疝患者需要保守治疗?

年老体弱、无法耐受手术或伴有其他严重疾病(如严重的心脏疾病、凝血功能障碍等)等存在绝对手术禁忌者可采取保守治疗。

21.肝硬化腹水的患者是否能接受腹股沟疝手术治疗?

肝硬化腹水的患者在接受腹股沟疝手术治疗前需要先进行肝功能和全身状况评估,包括心血管状况、呼吸功能、营养状况、凝血功能等,以确定是否能够承受手术和手术后的恢复过程。如果患者的肝脏储备功能良好,身体处于一般状态,能够承受手术,可以考虑消除腹水后进行腹股沟疝手术治疗。但是,如果患者的肝脏储备功能较差,或全身状况不佳,则不建议进行手术,以避免手术风险。

22.合并内科疾病的腹股沟疝患者是否可行手术治疗？

内科疾病较多的患者,如糖尿病、心梗、脑梗患者,通常免疫力较差,抵抗手术风险能力弱,手术风险增加。疝的择期手术都会置入补片材料,术后存在异物也会增加感染风险。因此,需经医生充分评估患者身体情况,将内科疾病控制稳定后再进行手术治疗。

23.腹股沟疝合并睾丸炎、附睾炎及泌尿系统感染时,是否可以进行手术治疗腹股沟疝？

合并上述情况时进行腹股沟疝手术,感染等术后并发症的风险较高,可导致修补失败或术后恢复较差。因此,当存在睾丸炎、附睾炎及泌尿系统感染等情况时,建议先进行相应泌尿疾病的治疗,待控制后再决定手术治疗。

24.腹股沟疝合并恶性肿瘤患者是否需要手术治疗？

当恶性肿瘤患者合并腹股沟疝时,如果没有及时治疗,在病情加重并引起并发症的同时,会进一步降低生存质量,并且有可能影响下一步对恶性肿瘤的治疗,因此,应在肿瘤基本治疗完成、病情稳定时及早进行手术。有些患者在入院准备手术的相关检查中发现了新的恶性肿瘤,如肺癌、结肠癌、泌尿系统恶性肿瘤等,原则上应先治疗肿瘤,再择期进行腹股沟疝手术。

25.腹股沟疝的最佳手术方式是什么？

关于哪种手术方式为腹股沟疝的最佳手术方式,需要根据患者自身情况选择。腹腔镜手术虽然又叫微创手术,但需进行全身麻醉(全麻),需要患者有较好的心肺功能。而开放手术可采用局部麻醉(局麻),对于心肺功能不好的患者,采用局麻开刀的方法可能更加安全。

26.开放张力腹股沟疝修补手术有什么优缺点？

(1)优点:①较腹腔镜及开放无张力修补手术便宜;②当存在肠绞窄、肠坏死而局部有严重感染时,通常先采用开放式张力疝修补或单纯疝囊高位结扎,择期再行修补;③部分患者可采用局麻手术,适用于心肺功能较差的老年患者。

(2)缺点:①术后疼痛较重;②切口容易出现感染、脂肪液化、愈合不佳等并发症;③术后恢复较慢。

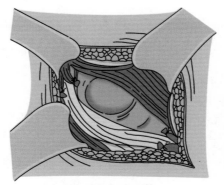

开刀腹股沟疝手术

27.腹腔镜腹股沟疝手术有什么优点？

（1）优点：①术后恢复快：传统手术后，多数患者在 1～2 周后可恢复基本活动；而腹腔镜手术后，患者 2～3 天即可出院，出院后即可恢复基本的生活、工作或学习。②术后疼痛轻微：传统开放手术后，患者往往疼痛感明显，而腹腔镜手术后，患者疼痛较轻。③不影响美观：传统开放手术需在腹股沟区做 1 个长 7～8 厘米的切口，而腹腔镜手术仅需在腹壁上做 3 个 0.5～1 厘米的小切口。④腹腔镜手术治疗双侧腹股沟疝并不需要额外增加切口，患者满意度较高。⑤腹腔镜手术治疗复发疝可以避免原来的手术切口，降低手术难度。

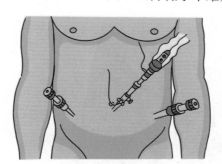

腹腔镜腹股沟疝手术

28.腹股沟疝手术需要麻醉吗？

腹股沟疝手术过程中涉及切开皮肤、分离组织等操作，并且可能需要放置补片以修补缺损。由于这些操作会引起一定程度的疼痛和不适，因此患者在手术期间必须进行麻醉以确保安全无痛。

29.腹股沟疝手术有哪些麻醉方式?

根据患者的年龄、身体状况、疝的类型及手术方式可选择不同的麻醉方式:

(1)局部浸润麻醉:该麻醉方式仅适用于开放手术,尤其是高龄或并发症较多、不适合全麻或硬膜外麻醉的患者。

(2)硬膜外麻醉:平时称为半身麻醉,既能有效止痛,又能保持患者清醒或轻度镇静。该麻醉方式仅适用于开放手术。

(3)全身麻醉:对于大多数腹股沟疝手术,特别是腹腔镜下手术,全身麻醉是最常见的选择,因为它能确保患者在整个手术过程中保持无意识状态,避免任何不自主动作,并提供稳定的生理条件。

总之,腹股沟疝手术麻醉方式的选择应由专业麻醉医师与外科医师共同决定,并基于对患者整体健康状况的全面评估来确保最佳的手术效果和安全性。

30."补片"是什么? 腹股沟疝手术必须用补片吗?

当人的腹壁上存在一个"破洞"时,医生会在手术中用一种特殊材料制作的"补片"来加固这个区域。"补片"就像是给衣服上的破洞缝上一块补丁,只不过这是在人体内进行的。这种"补片"通常由对人体反应较小的合成材料或者生物材料制成,能够很好地与身体自身组织结合在一起,填补那个"破洞",防止内脏再次鼓出。

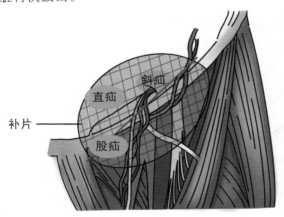

至于手术是否必须用补片,现代医学普遍认为,使用补片进行腹股沟疝修补术可以大大降低疝复发的风险,且并发症相对较少。因此,对于大多数成人腹股沟疝患者来说,尤其是在无张力疝修补术中,补片的使用几乎成为标准治疗方案的一部分。当然,具体到每个患者的情况,如有严重感染风险、对补片材料过敏或其他特殊情况,医生可能会根据实际情况决定是否使用补片或采取其他治疗方法。

31.疝补片是什么材料制成的?

补片是腹股沟疝修补手术中用于加强和修复腹壁缺损的重要组成部分,其材料种类多样,主要包括以下几种类型:①人工合成材料:以聚丙烯最为常用,它具有良好的机械强度、生物相容性、低感染率。另外,聚酯、膨化聚四氟乙烯也是常用的补片材料。②生物可吸收材料:由可被人体吸收的聚合物制成,如聚乳酸、聚己内酯以及它们的共聚物。这类补片在植入后一段时间内逐渐被身体吸收,同时引导自体组织生长填充缺损区域。③复合材料:结合了人工合成与生物可吸收材料的特点,如一面为不可吸收的聚丙烯,另一面则是可吸收的生物材料,旨在提供初期支撑强度,并随着愈合过程逐渐减少对补片的依赖。④生物材料:这些补片是由动物源性组织制作的,如牛的心包、猪的真皮、小肠黏膜下层等。这些生物补片在植入人体后,可以逐渐被自身组织所替代,从而避免了人工合成材料的潜在风险,但它们也有一些限制,如来源受限、加工处理过程复杂等。

32.腹股沟疝可以做日间手术吗?

腹股沟疝手术时间短,手术操作相对简单且创伤总体不大,术后严重并发症的发生率不高。随着手术技术的规范化,日间腹股沟疝修补术是安全可行的。身体条件是否适合日间手术由外科医生初步判断,然后经过麻醉医生评估。对于身体条件好,不是巨大疝或复发疝的患者,可以选择日间手术。

33.腹股沟疝手术术前有哪些常规检查项目?

如无特殊情况,腹股沟疝手术前需进行以下常规检查:①血常规、尿常规、大便常规;②肝肾功能、电解质、血糖、凝血功能、感染性疾病筛查(乙肝、丙肝、梅毒、艾滋病等);③心电图、腹股沟 B 超;④根据患者病情可选择肺功能、超声心动图、CT 检查等。

34.腹股沟疝手术需要备皮吗?

腹股沟疝手术术前一般需要备皮,"备皮"就是准备皮肤的意思。简单来说,就是把手术区域的毛发清理干净,像刮胡子或剪头发一样。备皮的主要原因有两个:一是为了避免毛发上的细菌影响伤口,减少感染风险;二是毛发的存在会影响手术操作和术后包扎敷料的贴合,不利于伤口愈合。因此,在进行腹股沟疝手术前,无论是传统的开放手术还是微创手术,通常都会要求患者进行术前备皮。

35.腹股沟疝手术需要插尿管吗?

腹股沟疝手术一般是不需要插尿管的。但有些患者病情复杂,如双侧腹股沟疝、巨大阴囊疝、复发腹股沟疝等,手术时间较长,此类患者可能需要导尿。

36.腹股沟疝手术需要插胃管吗?

腹股沟疝手术一般情况下不需要插胃管,除非患者有特殊情况,如术前存在严重胃肠胀气、消化道梗阻,或者预计手术时间较长,手术较复杂,医生可能会根据实际情况决定是否需要放置胃管以预防术中误吸或进行胃肠道减压。

37.腹股沟疝手术后多久可以喝水?

腹股沟疝手术通常 6 小时后可试饮水,待肛门排气正常后可进流质饮食。如果过早进食,容易引起腹压增高,会使患者手术效果受到影响;若在胃肠道功能没有完全恢复时进食,有可能导致肠梗阻现象,从而出现腹胀、腹痛、恶心、呕吐等症状。

38.腹股沟疝手术后多久可以下地?

无论何种手术方式,如无特殊情况,患者在术后当天就可以下地。如为局麻手术,患者回到病房即可下地。如为全麻腹腔镜手术,需度过全麻的监护时间,一般 6 个小时之后患者即可下地活动。

39.腹股沟疝手术后需要穿疝气专用内裤吗?

疝气专用内裤是一种高弹力加压内裤,有时候也可以用较紧的平角泳裤代替。不管是开放手术还是腹腔镜手术,腹股沟疝术后最常见的并发症是腹股沟区水肿和积液,其发生的高峰期是术后 5~7 天,术后穿疝气专用内裤进行局部加压可以在一定程度上起到减轻水肿的作用,通常需要穿 1 周左右,度过水肿高峰期后即可脱掉。也有人认为穿戴弹力泳裤有助于减少补片移位的风险,并能为修复区域提供适当的压力支持,促进愈合和减轻疼痛,能在一定程度上降低疝气复发的风险。

40.成人腹股沟疝手术需住院多长时间?

对于一些身体条件较好的患者,可以走日间手术流程,患者最快可于 24 小时内出院。对于并发症多、麻醉风险比较大的患者，可能在医院会多观察 1～2 天，大部分患者在术后 24～48 小时内即可出院。

41.腹股沟疝术后多久可以恢复正常活动？

对于一般情况较好的患者，多数可在术后 24～48 小时内出院，恢复较快，对患者日常生活几乎无影响。但因补片与组织愈合需要一段时间，因此患者需 3 个月内避免剧烈重体力劳动。

42.腹股沟疝手术会影响生育功能吗？

对于男性患者，腹股沟疝手术时可能会接触到精索，但现代手术技术相当成熟，医生会尽量避免对精索造成损害，或者在操作过程中采取措施保护精索及其包含的输精管。因此，正常情况下，手术不会对男性的生育能力产生显著影响。

对于女性，腹股沟疝手术同样不直接影响生育相关器官，因此也不会对女性的生育能力造成明显影响。

但是，任何手术都存在一定风险，如果手术出现并发症，如误伤输精管或其他与生育有关的组织结构，理论上有可能影响生育。不过这种情况相对少见，且可以通过经验丰富的外科医生和精细的操作来降低风险。因此，患者术前与医生充分沟通并了解手术方案及可能的风险是非常重要的。

43.腹股沟疝手术后会疼痛吗？

腹股沟疝手术通常会造成一定程度的疼痛，但其严重程度因个体差异、手术方法及术后镇痛管理的不同而有所变化。现代外科技术的发展和麻醉药物的进步已经使得腹股沟疝手术后的疼痛得到明显减轻，尤其是采用微创手术的患者，由于创伤小、恢复快，术后疼痛相对轻微。再加上围手术期使用的多模式镇痛方案，都能有效控制患者的疼痛感。尽管如此，部分患者在手术后几天内可能会感到轻度至中度疼痛，尤其是在活动或咳嗽时。这种疼痛主要源于手术切口及周围组织的炎症反应，以及补片对腹壁的压力刺激。随着患者伤口愈合和身体逐渐恢复，绝大多数疼痛感会逐渐减少。

如果术后疼痛严重或持续不减，在术后 3 个月仍然存在腹股沟区中度或重度疼痛，并严重影响日常生活，可考虑存在腹股沟疝术后慢性疼痛。患者应及时向医生反馈，以便调整镇痛方案并排除可能的并发症。

44.做完腹股沟疝手术后,腹股沟疝还会复发吗?

既往腹股沟疝手术为张力性修补,复发率为 5%～10%。现在手术方式多为使用补片的无张力修补手术,大大降低了复发率,复发率一般是 1%左右。

45.腹腔镜腹股沟疝术后复发的患者应该怎样选择手术方式?

腹腔镜腹股沟疝术后复发的患者,由于补片种类、大小、形状和放置位置的不同,会对再次手术造成不同的困难。因此,对于复发的患者,需要遵循个体化治疗原则,根据每个患者的情况制定再次手术的具体方案。一般来讲,通过开放修补的方式可以避开原来的操作层面,能降低手术难度。

46.开放腹股沟疝术后复发的患者应该怎样选择手术方式?

开放腹股沟疝修补术后复发的患者可能已经有过一次或者多次手术史,腹股沟区解剖结构会有不同程度的改变和破坏,同时存在瘢痕和粘连,再经原来的切口手术难度较大,且发生精索以及血管损伤的风险增加。而腹腔镜手术可以避开原来的操作层面,避免不必要的再次损伤,术后恢复快。因此,开放腹腔腹股沟疝术后复发的患者首选腹腔镜手术。

脐疝

1.什么是脐疝?

脐疝是指肚脐周围的腹壁上出现了一个肌肉缺损,腹腔内容物由该缺损向外突出而形成一个包块。肚脐是胚胎发育过程中腹壁最晚闭合的部位,是胎儿

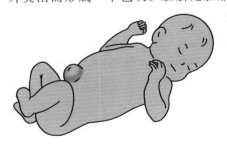

脐带所在位置,是腹壁最薄弱的部位。婴儿刚出生时脐环闭合不完全,且纤维组织不够坚韧,在腹腔内压力增大,如啼哭、咳嗽等因素下容易形成脐疝。成人脐疝的发生多是因为后天因素,如肥胖、怀孕、腹水、外伤等造成。

2.为什么婴幼儿容易长脐疝?

当胎儿在子宫内发育时,脐带通过肚脐周围的特定通道穿入胎儿体内,起到至关重要的生命线作用,源源不断地为胎儿输送营养和氧气。当宝宝呱呱坠地并剪断脐带后,原本被脐带穿过的肚脐区域周围的腹壁肌肉开始逐渐紧缩和愈合封闭。然而,在某些情况下,如果这部分肌肉层未能在出生后的预期时间内完全闭合及强化,其下方的肠管等腹腔内器官就可能利用这个尚未闭合的潜在缝隙,从较为薄弱的腹壁部位向外突出,进而形成脐疝。

3.成年人得脐疝的原因有哪些?

(1)腹壁结构薄弱:脐部是人体腹壁的一个天然薄弱点。随着年龄增长,尤其是老年人群,腹壁肌肉和筋膜可能出现退行性变、松弛或损伤,这进一步降低了脐部区域的强度,增加了脐疝发生的风险。

(2)腹腔内压力增高:长期或反复的腹腔内压力增加可能促使脐疝发生。例如,慢性咳嗽(如慢性阻塞性肺疾病)、重度便秘、前列腺增生等导致的持续性腹压增高;女性妊娠期间子宫增大带来的腹腔压力增加也可能诱发脐疝;另外,肥胖人群因腹部脂肪堆积造成腹压加大,加上腹壁张力增加,也会使脐疝发生的可能性增大。

4.脐疝患者平时生活中有什么注意事项?

(1)婴儿需保持脐部清洁干燥。

(2)尽量避免婴幼儿感冒、剧烈咳嗽、大声哭闹等,以免导致腹压升高。

(3)当幼儿哭闹、咳嗽或排便时,家长要采取局部压迫措施,防止脐疝膨出。

(4)多摄入富含纤维素的食物,如水果、蔬菜,多饮水,保持大便通畅。

(5)成人脐疝患者需积极预防和治疗基础疾病,如糖尿病、慢阻肺、肥胖等。

(6)当出现腹痛、呕吐或脐部皮肤颜色变化时,提示存在脐疝嵌顿可能,应立刻就医,避免疝内容物发生坏死。

5.成年人应如何预防脐疝?

(1)控制体重:肥胖会增加腹部压力,使腹壁承受更大的张力,从而加大脐疝发生的风险。

(2)改善生活习惯:①多吃富含膳食纤维的食物,防止便秘;②戒烟:长期吸烟引起的咳嗽可能导致持续性腹压升高,增加脐疝的可能性;③运动锻炼:定期进行适量的、有助于增强腹部肌肉力量的运动;④管理慢性疾病:如果患有慢性咳嗽、哮喘、肺气肿等疾病,要积极治疗。

（3）孕期保健:对于女性来说,妊娠期间应注意合理增重,并做适宜运动来加强腹肌支撑力,同时防治便秘。

（4）避免剧烈运动或动作:尽量避免快速弯腰、扭转等可能增加腹压的动作。

总之,脐疝预防的关键在于强化腹壁肌肉,降低腹腔内压力,以及通过生活方式调整和健康管理消除导致腹压升高的各种因素。

6.孕期出现脐疝该怎么办?

脐疝在女性中比男性常见,孕期存在腹腔内压力的进行性增加,更易引起脐疝,或导致原先的隐匿性疝变成显性疝。孕期脐疝的发生率约为 0.08%。若患者出现嵌顿或绞窄,需急诊手术。如患者无嵌顿或绞窄,且为小的无症状脐疝,最好推迟到产后再行修补,或直接在剖腹产时同期修补。产后择期脐疝修补术应尽可能在产后 8 周之内进行,如有二胎要求,手术也可推迟到下次妊娠后。

7.小儿脐疝是否需要手术治疗?

（1）婴儿脐疝为先天发育缺陷引起的,当病情较重时常需积极治疗。

（2）婴儿脐疝随着年龄增长,腹肌力量增强,多数可自愈。如超过 2 岁脐环直径仍大于 1.5 厘米,或超过 5 岁脐环仍未闭合,需行手术治疗。当患儿发生脐疝嵌顿时,需急诊手术。

8.成人脐疝是否需要手术治疗?

对于没有症状的小脐疝,可以暂时随访观察,但成人脐疝通常无法自愈且存在嵌顿风险,对于存在疼痛等症状的脐疝,如无禁忌,可考虑手术。

9.开放式手术和腹腔镜脐疝修补哪个更好?

开放式脐疝修补手术创面大,局部渗出多,常易发生切口感染,且术后复发率较高。而腹腔镜手术创伤小,术后疼痛轻,复发率低。此外,腹腔镜手术的美容效果好,腹腔镜脐疝修补术仅需要直径为 0.5～1 厘米的 3 个操作孔,可以保留脐部。但是,腔镜手术费用较高,且需全身麻醉。

腹直肌分离

1.什么是腹直肌分离？

妊娠晚期，由于腹腔内压力升高，会导致腹直肌从腹中线向两侧分离。一般产后半年腹直肌会慢慢恢复原位，如果有腹壁本身薄弱、双胎、多胎、巨大胎儿、羊水过多、多产等情况，产后半年腹直肌仍然不能回到原先位置，则称为产后腹直肌分离。

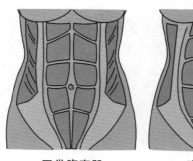

正常腹直肌　　　　　　　　腹直肌分离

2.腹直肌分离易发生于哪些人群？

腹直肌分离主要发生于高龄孕产妇，巨大儿、羊水过多和多胎妊娠的孕产妇，缺乏锻炼、体重增长过快的孕产妇，多次妊娠的孕产妇。男性也可能发生腹直肌分离，特别是腹腔内脂肪沉积过多，腹腔容积增大，导致腹腔内压增大和腹直肌分离。

3.如何自查腹直肌分离？

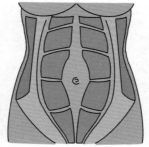

受检者取仰卧位，两腿弯曲，暴露腹部，左手在头后支撑，右手食指和中指垂直探入腹部中央，身体自然放松，然后做仰卧起坐动作，可以感觉到两侧腹肌向中间挤压手指。如果感觉不到手指被挤压，可以把手指

向两侧移动一些,直到找到紧张的肌肉,测量两侧肌肉间的距离,正常一般小于两指。当分离范围大于三指时需及时就医。

4.腹直肌分离有什么危害?

严重的腹直肌分离不仅影响美观,而且由于腹壁肌肉的完整性遭到破坏,无法支撑和保护腹腔脏器,无法维持腰椎的活动和稳定性,无法控制骨盆和脊柱的活动,从而导致胃下垂、腰腿疼、骨盆前倾等一系列问题。腹直肌支撑力不足可造成脏器长期压迫膀胱,会导致漏尿。

5.孕期如何预防腹直肌分离?

(1)孕前增强核心肌群力量:核心肌群包括腹肌、背肌和盆底肌等,它们可以有效支撑腹部,减少腹直肌分离的发生。

(2)孕期控制体重:孕期体重增长过快会增加腹部负担,导致腹直肌承受更大的压力。建议孕妇在孕期控制体重增长,避免过度肥胖。

(3)注意姿势:正确的姿势可以减少腹部负担,预防腹直肌分离。建议孕妇在日常生活中保持正确的站姿、坐姿和睡姿,避免长时间弯腰、低头等不良姿势。

(4)避免过度劳累:过度劳累会增加腹部负担,导致腹直肌分离,建议孕妇在孕期避免过度劳累,适当休息和放松。

(5)产后及时修复:产后腹直肌分离是一种常见现象,但及时进行修复可以有效预防其进一步发展。建议在产后进行专业的腹直肌修复训练,如盆底康复、腹肌锻炼等。

需要注意的是,每个孕妇的身体状况不同,预防腹直肌分离的方法也应因人而异。建议孕妇在孕期和产后咨询专业医生或康复师的建议,制定个性化的预防方案。

6.腹直肌分离有哪些治疗方法?

(1)保守观察:产后 6 个月内,随着时间推移,腹直肌分离有逐渐恢复的趋势。因此,对于 2～3 指的分离,可以保守观察。

(2)电刺激治疗:它利用低频或中频电流通过特制的电极片作用于患者腹部肌肉群,特别是腹直肌和腹横肌等核心肌群。这种疗法旨在模拟自主收缩过程,帮助恢复腹直肌的功能,加强肌肉力量并促进腹壁愈合。

（3）中医疗法：针灸治疗通过刺激腹部特定穴位（如中脘、气海、关元等），促进气血循环、活血化瘀，帮助肌肉组织修复和再生。同时，针对周围相关的经络穴位进行调理，可以改善局部疼痛，增强肌肉力量。中医推拿结合了手法操作，包括对腹部受损部位及周边经络穴位进行揉按、点压、拔罐等手法，旨在疏通经络，消散肿块，缓解肌肉紧张与痉挛，有助于恢复肌肉结构的正常排列。

（4）锻炼疗法：通过腹部锻炼治疗腹直肌分离的效果尚有争议。有研究者认为，腹部锻炼对腹直肌分离治疗的疗效甚微，还有研究者指出腹直肌分离患者应避免进行仰卧起坐等腹部卷曲动作，后者可加重腹直肌分离程度。也有报道认为，锻炼可增加脊柱的稳定性，促进腹直肌分离的恢复。

（5）手术治疗：对于严重或保守治疗无效的腹直肌分离，分离宽度超过3指，产后1～2年以上仍不能缩小，尤其是当患者出现严重的腹壁松弛、腰背疼痛、盆底功能障碍等症状，影响到生活质量时，应考虑手术治疗。手术可采用开腹或腹腔镜下修补的方式。

7.产后何时开始腹直肌分离修复训练？

产后6～8周是物理康复治疗的最佳窗口期，通过居家核心肌群针对性运动锻炼、综合性物理康复治疗，大多都能恢复。

腹壁切口疝

1.什么是腹壁切口疝？

腹壁切口疝是指发生在手术切口部位的"疝气"，是由于切口深部组织愈合欠佳，导致肌肉层形成小洞（腹壁缺损），腹部器官或组织在腹腔压力的作用下突出于皮下，形成局部"鼓包"。

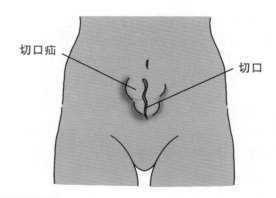

2.哪些患者术后容易发生切口疝？

切口疝主要由腹壁肌肉筋膜组织愈合不良及腹腔内压力增高所致，多见于以下人群：①高龄患者：老年人术后恢复慢，组织愈合速度慢。②营养不良患者:这类患者组织愈合能力较差,如肝硬化患者、肾功能不全患者。③肥胖患者:这些患者术后易发生脂肪液化、切口感染且腹腔内压力高,易导致切口撕裂并发生切口疝。④糖尿病患者:糖尿病患者组织愈合能力差且易发生切口感染,发生切口疝的概率大约是正常人的 5 倍。

慢性咳嗽、前列腺增生、便秘等疾病都会引起腹腔内压力增高,增加切口疝发生风险。

3.如何预防切口疝?

对存在糖尿病、呼吸功能障碍、肝功能障碍、凝血机制障碍或肾功能障碍的患者,术前应及时采取有效治疗措施,必要时可以等到病情得到缓解以后再手术。患者在术后可以多吃高蛋白及利于伤口恢复的食物,多补充维生素 C;术后注意改善贫血和低蛋白血症,提高组织愈合能力;术后注意保护切口,按时换药,避免刀口感染。此外,患者应在术前积极治疗肺部感染、腹水、便秘、排尿困难等情况,术后还要积极避免举重物、腹胀、打喷嚏、咳嗽等一切可能导致腹腔内压力增高的因素。

4.手术是切口疝唯一的治疗方法吗?

一定要注意,切口疝一旦形成,是无法自己修复的,如果不处理,它会变得越来越大,可能导致一系列问题,如腹部和腹壁功能逐渐丧失,引起脊柱侧弯、行走歪斜、呼吸困难、排便困难等,甚至会出现嵌顿、绞窄、肠梗阻等并发症。延迟就医只会增加治疗难度和术后复发风险。因此,患者一旦发现切口疝,只要身体条件允许,应积极接受手术治疗。

5.切口疝手术后会不会复发?

切口疝手术后是有复发可能的,大多发生在术后 3 年内。未正确佩戴腹带、术后早期剧烈运动和重体力劳动、肥胖、切口感染、慢性咳嗽、便秘、排尿困难等都与切口疝复发密切相关。一旦复发,无须惊慌,应及时就诊,确定下一步的治疗方案。

6.切口疝手术前需要做哪些准备?

首先,切口疝修补手术需要全身麻醉,术中患者无法自主呼吸,需要呼吸机辅助。因此,如果患者近期出现感冒、肺炎等情况,术后肺部感染风险会明显增加,故而术前需积极治疗;对于合并高血压、糖尿病、冠心病等基础疾病的患者,术前需要与医生充分沟通,评估全麻手术风险、排除手术禁忌,同时对相应药物的使用进行调整;切口疝修补手术切口基本都在前腹壁或侧腹壁,因此手术之前需要备皮;由于切口疝患者既往都有腹部手术史,腹腔内可能存在肠粘连,因此在手术之前需要进行充分的肠道准备,主要包括进食无渣饮食及喝泻药;最后,切口疝手术之前患者需要留置导尿管,其主要目的包括防止膀胱损伤、预防尿潴留、防止尿液污染手术区及方便术后观察与管理。一般来说,切口疝手术前无须留置胃管,但若患者术后胃肠道不蠕动,可能需要留置胃管进行观察和治疗。

7.如何做切口疝手术?

切口疝修补手术的第一步是将疝内容物还纳入腹,对于坏死组织,则需切除。还纳成功后,就需要将腹壁缺损进行关闭,对于缺损巨大无法完全关闭者,则需要尽可能缩小腹壁缺损面积。接下来,需要使用疝补片对缺损处进行加强修补,就像是补轮胎时打的"补丁"。人们的腹壁就像洋葱一样,是由皮肤、脂肪和多层肌肉或筋膜组织层叠而成,因此补片可以放置在腹壁内面或两层组织中间。若将补片放置于腹壁内面,由于其直接与腹腔内脏器接触,则需要使用特殊的防粘连补片。以上就是切口疝修补术的主要流程,根据病情和术中探查情况,疝外科医生会选择开放术式、腹腔镜术式,或两者联合对切口疝进行修补。

8.切口疝补片修补术的补片固定方式有哪些?

切口疝补片修补术常用的补片固定方式有钉合固定、缝线固定、医用胶黏合固定等。钉合固定是目前国内外常用的腹腔镜下补片固定方式,固定钉分为可吸收钉和不可吸收钉两种,术后均无须取出。目前,临床常用的不可吸收固定钉为钛合金材质,存留于体内并不会影响患者接受 MRI 等检查。各种补片固定方式均有其优势与局限性,疝外科医生会结合患者情况选择合适的固定方式,以保证修补效果,预防术后并发症的发生。

9.切口疝术后多久可以恢复正常活动?

患者术后一周即可恢复一般的日常活动,如慢走、上下楼梯等;建议 1 个月之后进行拎重物或抱小孩等轻体力活动;至少术后半年方可进行重体力活动及剧烈的体育锻炼,患者可根据活动后身体情况调整活动强度。需要注意的是,患者术后半年内下床活动时均需佩戴弹力腹带。

造口旁疝

1.什么是造口旁疝?

造口旁疝是一种发病机制特殊、手术复杂、手术效果欠佳的特殊切口疝,根据部位不同可分为结肠造口旁疝、回肠代膀胱造口旁疝等,其中最常见的是乙状结肠造口旁疝。造口旁疝是造口术后常见的晚期并发症,发病率高达30%～50%。

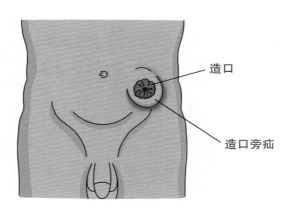

2.造口旁疝对患者的生活质量有什么影响?

术后一旦发生造口旁疝,在肠管蠕动和排便运动冲击的作用下,会使得疝囊越来越大。患者在早期可没有明显症状,随着疾病进展,可出现腹壁不平整而影响造口袋的密封性,出现粪便或尿液漏出,严重影响患者的正常活动与睡眠,常常导致患者及其家人苦不堪言。有些患者还可能出现皮肤刺激、局部胀痛以及排便不顺畅等症状,甚至可能出现急性绞窄或嵌顿,导致肠道缺血坏死,危及生命。

3.如何预防造口旁疝的发生?

目前,尚无有效方法完全预防造口旁疝的发生,但可通过以下手段减缓造口旁疝的发生和发展：

（1）对于肥胖的患者，术前应适当控制体重，并适当进行腹部肌肉锻炼。

（2）在术前和术后都要特别注意营养支持，以免出现贫血或低蛋白血症等问题。

（3）在术后早期，要避免进行重体力活动或剧烈运动，以免影响手术后造口肠管和周围腹壁愈合。

（4）积极治疗可能导致腹内压增高的疾病，如前列腺增生、便秘、肺部感染或腹部积水等。

（5）建议造口术后半年内使用弹力腹带包扎，以促进腹壁肌肉的恢复和愈合。

4.造口旁疝可以保守治疗吗？

对于疝囊较小、长时间观察无明显变化且无明显临床症状者，或心肺功能不良，无法耐受全麻手术者，可用弹力腹带加压包扎，但此方法仅能延缓造口旁疝的进展，无法达到治愈目的。到目前为止，外科手术仍是治愈造口旁疝的唯一选择。

5.既然造口旁疝只能靠手术治愈，什么时候手术更合适呢？

各指南中对于造口旁疝急诊手术适应证一致，即造口旁疝合并无法解除的肠梗阻或肠绞窄时需行急诊手术。然而，造口旁疝择期手术的适应证存在一定争议：一些医生认为，只有当疝的大小达到一定程度、严重影响外观及生活，或者出现明显临床症状时，才需要进行手术；而另一些医生则认为，即使疝较小或症状不明显，也应尽早手术，以避免疝进一步发展和可能出现的并发症。由于造口旁疝术后容易复发，建议患者寻求专业的疝外科医生进行系统全面的评估，选择适合自己的治疗方案。

6.造口旁疝复发的原因是什么？

造口旁疝是目前所有腹壁疝中复发率最高的类型。造口无法完全关闭、补片无法完全覆盖缺损，是导致复发的主要原因。具体来讲，无论采用何种修补方法，造口都仍然存在，随着时间的推移，周围的腹壁肌肉和筋膜会逐渐松弛萎缩，使造口周围缺损逐渐增大，导致疝再次出现。其次，造口旁疝作为一种高动力疝，造口处的肠管需要蠕动来排出肠内容物。在蠕动过程中，肠管的直径会发生变化,但造口周围的腹壁并不能跟着变化。这就导致当肠管扩张时,会挤压周围腹壁,使其变得更大;而当肠管收缩时,周围的肌肉和筋膜却无法跟着收缩,造口处就会形成空隙。随着时间的推移,这个空隙会逐渐扩大,导致造口旁疝再次出现。

食管裂孔疝

1.什么是食管裂孔疝?

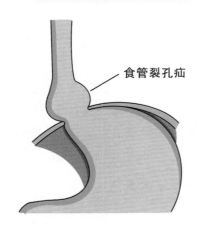

食管裂孔疝

人的胸腔及腹腔不相通,被一堵"墙"隔开,这堵"墙"为膈肌,"墙"上有道"门",这道"门"即食管裂孔。正常情况下,这个"门"仅能让食管通过,然后将胃和其他腹部器官稳稳地关在腹腔内。但当这个"门"变松或不够结实时,胃或腹腔内其他脏器就会从它们本该待着的腹腔里穿过食管裂孔跑到胸腔去,从而引发一系列问题,如胃酸反流到食管引起烧心、胸痛等症状,严重时还可能对周围器官产生压迫或导致并发症。

2.食管裂孔疝有哪些类型?

(1)Ⅰ型疝,即滑动型食管裂孔疝,是最常见的一种食管裂孔疝,大约占整体的95%。这种类型的食管裂孔疝是指胃和食管连接的部分移动到了胸腔,比正常位置高,但整个胃还保持着正常形状。

(2)Ⅱ型疝,即食管旁疝,是指胃和食管连接部保持在正常位置,但一部分胃底通过食管裂孔疝入胸腔。

(3)Ⅲ型疝,即Ⅰ型、Ⅱ型混合型疝,指胃食管连接部和胃底一起通过裂孔进入胸腔。

(4)Ⅳ型疝,指除了胃以外,腹腔内的其他脏器如大网膜、结肠或小肠也一起通过裂孔进入胸腔。

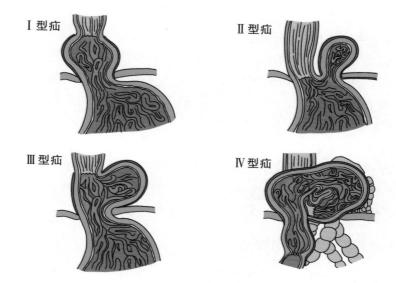

3.食管裂孔疝有什么症状?

（1）胃食管反流性症状：患者感觉胃里的东西反流到食道，有灼热或反酸感，有时候还会打嗝，尤其是取夜间平卧位或头低位时加重。

（2）压迫、梗阻症状：由于进入胸腔的胃或其他脏器压迫胸腔内脏器，患者可能感觉呼吸有些困难，吞咽食物也不太顺利，有时可能会感到胸闷、呕吐，若疝入胸腔的脏器发生扭转，则会导致消化道梗阻。

（3）消化道出血：很多食管裂孔疝患者存在胃黏膜糜烂和溃疡，可能引起慢性上消化道出血，有时候可能会导致呕血、黑便，长期会导致失血性贫血。

（4）呼吸道问题：当胃内容物反流时，反流物进入下咽部，有可能被误吸入喉和气管，诱发呼吸道症状出现，出现哮喘、咽喉炎等。

（5）当进入胸腔的胃或脏器组织因狭窄的食管裂孔卡压而出现梗阻或急性胃扭转时，患者出现急性胸痛，无法进食，严重时可引起上消化道穿孔、缺血坏死，需要急诊就医。

总体而言，食管裂孔疝可能会带来一系列不适，影响日常生活。

4.食管裂孔疝有哪些诊断手段?

（1）胃镜检查：胃镜是一种通过食管插入的细长柔软的管状镜头，可以直接观察食管和胃的内部情况。这种检查可以帮助医生确定是否有食管裂孔疝，评估疝囊的大小和位置。

（2）上消化道造影检查：患者口服含钡液体后，使用 X 射线观察钡在食管和胃内的流动。这可以帮助医生检测食管裂孔疝和胃内容物反流。

（3）食管测压（食管高分辨率测压术）：这种检查通过在食管内插入一根细长的探测器，可以测量食管内的压力变化，有助于评估食管裂孔疝的功能性状态，判断是否存在食管运动异常。

（4）pH 监测：在食管内插入一根测量 pH 值的探测器，监测食管内的酸碱度，有助于诊断胃酸反流和评估反流的频率和持续时间。

（5）CT 扫描或 MRI：这些影像学检查可以提供关于食管裂孔疝的结构信息，包括疝囊的大小和位置，以及是否有其他并发症。

5.食管裂孔疝会遗传吗?

食管裂孔疝本身不是一种遗传性疾病，因而不会直接遗传给下一代。然而，家庭成员之间可能存在相似的生活方式和饮食习惯，可能会导致食管裂孔疝的家庭聚集性。因此，我们应该注意保持健康的生活方式，避免过度肥胖和不良的饮食习惯，以预防食管裂孔疝的发生。

6.食管裂孔疝患者平时有什么注意事项?

（1）饮食：少食多餐，应避免进食高脂、高糖、高蛋白食物，以及酒精、咖啡、巧克力、浓茶、辛辣刺激食物等，因为这些食物会降低食管胃连接部压力，导致反流发生。

（2）卧床：餐后不宜立即卧床，睡前 2 小时不宜进食，睡觉时将枕头抬高 15～20 厘米，有助于减少反流。

（3）药物：避免应用降低食管胃连接部压力的药物，以及可引起胃排空延迟的药物，如硝酸甘油、抗胆碱能药物等。

（4）避免过度吸烟、饮酒。

（5）避免经常性餐后弯腰、抬重物。

（6）避免长期久坐等。

（7）避免紧张及焦虑状态。

（8）减重以降低腹腔内压力。

7.食管裂孔疝患者需要治疗吗?

部分患者没有任何体征或症状,不需要治疗,但如果反复出现保守治疗无效的反流,尤其是出现胸痛、腹痛、呕吐等症状且持续不缓解时,则可能需要药物治疗。单纯无症状性Ⅰ型食管裂孔疝无须手术。存在症状或并发症的食管旁疝(Ⅱ、Ⅲ、Ⅳ型)需要手术治疗。

治疗的具体选择会根据患者的症状严重程度、对生活质量的影响以及其他相关因素而定,因此,最好在医生的指导下制定合适的治疗方案。

8.食管裂孔疝的反流症状可用哪些药物控制?

(1)质子泵抑制剂:常用药物有奥美拉唑、兰索拉唑、泮托拉唑等,这些药物能够有效抑制胃酸分泌,促进食道黏膜愈合,从而减轻反酸症状。

(2)H_2受体阻断剂:常用药物有雷尼替丁、西咪替丁等,其抑酸效果比质子泵抑制剂弱。

(3)胃黏膜保护剂:如铝碳酸镁、硫糖铝、氢氧化铝凝胶、枸橼酸铋钾等,这些药物能够保护食管黏膜,减轻胃酸对食管的刺激。

(4)促动力药:常用药物有多潘立酮、莫沙比利等,主要作用为促进胃排空、减少胃食管反流。

9.什么情况下,食管裂孔疝需要手术治疗?

我国专家认为,食管裂孔疝的手术适应证包括:①诊断明确的Ⅱ~Ⅳ型食管裂孔疝;②合并食管狭窄、出血、重度消化性食管炎及巴雷特(Barrett)食管;③药物治疗效果不明显或出现其他并发症的滑动性食管裂孔疝。

美国胃肠内镜外科医师协会认为有以下情况之一的应该行手术治疗:①内科治疗无效;②患者及家属手术意愿强烈;③发生 Barrett 食管、食管狭窄、重症食管炎等严重并发症;④具有哮喘、嘶哑、咳嗽、胸痛及误咽等非典型症状,或经24 小时食道动态 pH 监测证明有重症反流。

如发生消化道急性梗阻、胃扭转等情况,可能需急症手术治疗。

10.食管裂孔疝都有哪些手术方式?

食管裂孔疝手术的目的是缩小增大的食管裂孔,手术方式有开胸、开腹和腹腔镜微创手术。开胸、开腹手术创伤大、心肺干扰重、风险高、恢复慢。近年来,随着腹腔镜外科技术的迅猛发展,腹腔镜手术以其术野清晰、创伤小、操作灵活、术后恢复快、住院时间短等优势,迅速成为治疗食管裂孔疝的"金标准"。

总体而言,手术方式应该根据患者的具体情况、医生的经验以及医疗技术水平来确定。腹腔镜微创手术在治疗食管裂孔疝方面具有显著优势,但具体的手术方案还需要根据患者的病情来制定。

(李波　逯景辉　韩海峰)

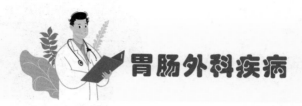

胃肠外科疾病

一般问题

1.胃肠外科能治疗所有"胃肠道"疾病吗？

老百姓所说的"胃肠道"其实是消化道的笼统称谓，这与临床所说的消化道亦有区别。消化道是指起自口腔，终于肛门，食物从进入口腔后所经过的肌性通道，包括口腔、咽、食管、胃、小肠（十二指肠、空肠、回肠）、大肠（盲肠、结肠、直肠）、肛管。自上而下，口腔、咽和食管疾病分别由口腔科、耳鼻喉科及胸外科治疗，而自胃到肛门的疾病即老百姓所说的胃肠道疾病则由普通外科治疗，而根据疾病发生的部位，又分别由普外科各亚专业分别负责。其中，胃和小肠疾病由胃肠外科负责治疗，大肠和肛门疾病则由结直肠肛门外科负责。

2.胃在哪里？

生活中，人们在上腹部不适时习惯性说"胃疼"或"胃里不舒服"，但不是所有的上腹部不适都由胃的疾病所致，因此，我们需要搞清楚胃的具体位置。胃呈囊状，主要位于左上腹靠近中间的位置，向上通过贲门与食管相连，向下通过幽门延续至十二指肠。根据胃与周围脏器的关系，胃占据上腹部的"中心"位置。胃的上方为膈肌，右侧为肝脏，左后方为脾脏，前下方为横结肠，下后方为胰腺。而由于腹腔脏器由自主神经支配，与皮肤、四肢不同，对于疼痛不适等感觉的定位不精确。因此，当上腹部不适出现时，除了胃部疾病外，尚不能忽略胰腺、肝脏、十二指肠、横结肠等部位的疾病。另外，需警惕的是，少部分急性心肌梗死患者也以"胃疼"为首发症状，因此，有心脏疾病的患者在出现这种情况时需要于心内科急诊就诊。

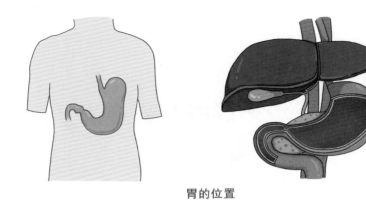

胃的位置

3.胃长什么样?

胃是一个扁平状的囊袋样器官,斜立在左上腹偏中央位置。胃通过贲门上联食管,通过幽门向下与十二指肠相连,自上而下胃可分为胃底、胃体、胃窦三部分。胃整体呈一个向左弯曲的弧形。胃的左右两侧均呈向左突出的弯曲,因此胃的左侧称为大弯侧,右侧称为小弯侧。小弯侧呈向左下方的弯曲,其最低点称作角切迹,又称"胃角",是小弯侧胃体延续至胃窦的部位;大弯侧呈向左上方的弯曲,向上与食管左缘呈锐角相交,此锐角称为贲门切迹,也叫"食管-胃交角"(His角),该结构的存在有助于防止胃内容物反流至食管。

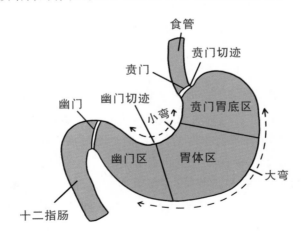

4.胃的上口和下口为什么都叫"门"呢?

胃的上下两口分别叫做贲门和幽门。"门",顾名思义,有阀门或闸门的意思,主要作用为控制内容物通过。贲门和幽门均为单向性阀门,既能保证食物自上而下通过,又能防止内容物逆向通过。贲门连接食管和胃,一方面通过配合吞咽动作控制食物由食管进入胃部的速度,另一方面又可以防止胃内的胃酸、消化液和食物反流到食管;幽门连接十二指肠和胃,一方面通过有节律的开闭控制胃内容物向十二指肠内排空,另一方面可以防止十二指肠内容物反流至胃内。由上可见,胃通过贲门和幽门的单向阀门作用得以维持胃内胃酸的强酸环境,并且可以控制食物的消化吸收节律。因此,贲门和幽门的病变往往会引起较明显的症状,如贲门失弛缓症,就是因为贲门肌肉的收缩节律失常,导致贲门痉挛,进食时无法正常打开,出现吞咽困难、食管扩张,长时间的节律失常亦会引起贲门闭合不全,进而导致胃酸、胃内容物反流至食管,出现胸骨后疼痛等症状;胃食管反流病是指各种原因导致的贲门闭合功能不全,胃酸等胃内容物反流入食管,引起胸骨后和剑突下烧灼感,久而久之,胃内酸性反流物刺激食管上皮,引起严重的食管炎或食管溃疡,出现吞咽疼痛,严重者还会出现吞咽困难;幽门梗阻是指各种原因如胃溃疡瘢痕、胃癌等导致幽门通过障碍,胃内容物无法正常排空至十二指肠而在胃内潴留,出现上腹饱胀不适感,严重者会呕吐出大量宿食,长时间无法正常进食及大量呕吐又会导致患者出现低蛋白血症、贫血、脱水等进行性营养不良症状。

5.胃到底是干吗的?

胃是个囊袋样器官,我们吃的食物经过牙齿咀嚼后会变成小块状食糜,经食管进入胃内,会在胃内储存一段时间。因此,胃的第一个功能为存储食物。食糜在胃内存储期间会刺激胃酸分泌,同时激活胃蛋白酶,在二者共同作用下可将食物进一步分解成乳糜状,完成对食物的初步消化,这是胃的第二个功能。完成初步消化的食糜随着胃部的规律蠕动和幽门口的规律开闭逐渐排入到十二指肠,可以避免食物快速排入小肠,导致消化吸收不完全,控制食物的排空速度是胃的第三个功能。正常情况下,食物自胃内完全排空至十二指肠需要 4～6小时。另外,胃内胃酸的分泌以及幽门和贲门的"阀门"作用可以使胃内保持强酸环境,从而对绝大多数随食物进入到胃内的细菌等病原体可以起到较强的灭活或抑制作用,可降低胃部感染性疾病的发病概率,这是胃的第四个功能。进食不洁的食物不一定会出现急性肠胃炎即是因为防御功能的存在。

6.十二指肠是什么?

十二指肠是小肠的第一段,位于胃和空肠之间,为消化道内重要的交通要道,由于该段肠道的长度相当于十二个横指并列的长度,因此称为十二指肠。十二指肠长约25厘米,是小肠中长度最短、管径最粗的部分,并且,十二指肠大部分被腹膜覆盖固定于腹后壁,因此十二指肠的位置最深且固定。整体来看,十二指肠呈"C"字形,包绕胰腺,自上向下可分为球部、降部、水平部和升部。十

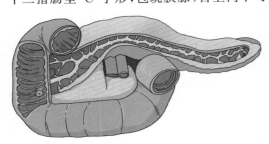

二指肠球部又称"上部",是十二指肠溃疡最好发的部位;降部有一重要部位为十二指肠乳头,是胆总管和胰管的共同开口,十二指肠自此处接受胰液和胆汁,因此十二指肠具有重要的消化功能。

7.小肠、空肠、回肠——傻傻分不清楚!

小肠、空肠、回肠是指肠子的哪一段呢,都在什么位置呢?首先,小肠位于腹中部,上端通过幽门与胃相通,下端通过回盲部与大肠相连,小肠全长5~7米,是消化道最长的部分,也是食物消化吸收的主要场所。根据位置和形态的不同,小肠自上向下可分为十二指肠、空肠、回肠三部分,十二指肠于一特定结构——屈氏韧带处延续为空肠,而空肠与回肠之间无明确界限。根据位置不同而言,空肠主要位于左上腹部,回肠主要位于右下腹部,并且,二者的黏膜肥厚程度不同,吸收能力亦不同。

初步消化后的食糜由胃排空入小肠,小肠平滑肌的运动通过对食糜的研磨、混合、搅拌等完成食糜的机械性消化。另外,小肠黏膜腺体分泌的小肠液,协同来自胆道的胆汁和胰腺分泌的胰液一起完成食糜的化学性消化,食物的消化基本上在小肠内完成,而由于小肠黏膜肥厚且吸收面积大,消化后的营养物质绝大部分在小肠内完成吸收。另外,小肠黏膜内还散在分布一些神经内分泌细胞,可通过分泌胆囊收缩素、抑胃肽等一些激素对胃肠道的蠕动和功能进行调节。

8."十人九胃"是什么意思?

俗话说"十人九胃",并不是说十个人中有九个人有胃病,只是为了表示胃

病的普遍性，而这其中以良性疾病为多见。也就是说，在出现胃部不适时，应首先考虑胃炎、胃溃疡等良性疾病。在以往的印象里，胃病常见于中老年人，但随着生活节奏的加快，生活压力的增加，胃病在年轻人中也越来越常见，这主要与饮食习惯不当、吸烟、酗酒、情绪与精神压力过大、劳累过度以及幽门螺杆菌感染等因素有关。因此，想保护好我们的胃，可以从以下几方面做起：①规律饮食，一日三餐按时、适量，避免暴饮暴食；②健康饮食，少吃生冷刺激食物及垃圾食品，可搭配小米粥、养胃汤等；③戒烟，适度饮酒，规律作息；④注意自我调整情绪和精神压力；⑤注意幽门螺杆菌的筛查，一旦确定，应尽早杀菌治疗。

9.胃肠道疾病该看胃肠科还是消化科？

人们常说的消化科即消化内科，胃肠科是指胃肠外科和结直肠肛门外科两个普外科亚专业。消化内科和普外科均治疗"胃肠道"疾病，只是所采用的治疗方式不同，所治疗的疾病谱亦不同。笼统来讲，普外科是"动刀的"，消化内科是"用药的"，普外科是治恶性肿瘤的，消化内科是治疗胃肠道良性疾病的。随着近年来消化内镜技术的发展和普及，绝大多数胃肠道疾病的诊断均由消化内科的内镜医生完成，而且癌前病变以及大部分的早期消化道恶性肿瘤均可在消化内镜下完成治疗，实现根治的效果。也就是说，我们在出现腹痛、消化不良、腹胀、反酸烧心等腹部不适症状时应首先考虑去消化内科就诊，在完成诊断的同时进行初步治疗，而在确诊为恶性肿瘤时则需要前往普通外科就诊。值得注意的是，患者一旦急性起病，如呕吐鲜血、血块，逐渐加重的剧烈腹痛伴随发热、"板状腹"，腹胀伴肛门停止排气排便等急腹症时，一定于急诊就诊或胃肠外科就诊，避免延误诊治。

胃炎

1.什么是非萎缩性和萎缩性胃炎？

上腹部不适经常会被诊断为胃炎，有的患者在吃了药以后症状会明显减轻，有些患者吃了药后症状仍不见好转或者好转后反复发作，这主要与患者胃炎的类型有关。前者胃镜检查常常报告为非萎缩性胃炎，而后者多半会报告萎缩性胃炎。非萎缩性胃炎与萎缩性胃炎的主要区别是后者存在胃黏膜上皮和腺体的萎缩表现，腺体减少、胃黏膜变薄，而前者只表现为胃黏膜慢性炎症，黏膜及腺体未出现明显改变。非萎缩性胃炎在经过治疗后多可痊愈,如不及时治疗或反复发作,则会逐渐出现胃黏膜腺体的变化而发展成为萎缩性胃炎。治疗胃炎一般不需要消炎药(抗生素),治疗非萎缩性胃炎主要依靠抑酸药(奥美拉唑类药物、雷尼替丁类药物)和黏膜修复药物,而萎缩性胃炎除了应用上述两种药物外,还需要规避长期致病因素,如幽门螺杆菌感染等。

2.得了萎缩性胃炎怎么办? 一定会发展成胃癌吗?

需要注意的是,一旦发展为萎缩性胃炎,单纯使用胃药仅能改善症状,并不能逆转病程,即萎缩的黏膜再也无法恢复成正常的胃黏膜。并且,如不注意控制,萎缩性胃炎会逐渐发展,出现肠上皮化生、不典型增生,到最后出现上皮内瘤变、癌变。鉴于此,若得了萎缩性胃炎,一定要注意及时治疗,即使无法逆转病程,也可以通过治疗延缓病程的进展。萎缩性胃炎的发展多有长期存在的致病因素,如长期吸烟饮酒史,长期吃阿司匹林等损坏胃黏膜的药物等,其中最常见的因素是幽门螺杆菌感染。因此,治疗萎缩性胃炎应首先去除长期致病因素,如戒烟戒酒、根除幽门螺杆菌等,其次需要抑酸药和胃黏膜修复药物来缓解胃部不适症状。另外,最重要的是,若得了萎缩性胃炎,一定要定期复查胃镜,密切观察病程是否进展。萎缩性胃炎在得到系统治疗后可长期不进展,如不注意控制,发展成胃癌的风险相对较高。

幽门螺杆菌

1.幽门螺杆菌感染是什么?

幽门螺杆菌感染是慢性萎缩性胃炎、消化性溃疡、胃黏膜相关淋巴组织(MALT)淋巴瘤和胃癌的主要致病因素。流行病学研究表明,幽门螺杆菌感染了世界范围内一半以上的人口,尤其是发展中国家,感染比例更高,我国幽门螺杆菌感染人群比例约为60%。幽门螺杆菌感染后如长期不控制,除了会导致萎缩性胃炎外,还会促进疾病进展,直至最后发展为胃癌。因此,一旦发现幽门螺杆菌感染,一定尽早接受科学杀菌治疗。

2.如何判断自己有没有感染幽门螺杆菌?

幽门螺杆菌感染的症状因人而异,有些人感染后可能没有任何明显症状,而有些人可能会出现以下常见症状:①消化不良:包括胃灼热、胃胀气、胃痛、恶心、呕吐等症状。②食欲减退:感染幽门螺杆菌的人可能会出现食欲减退或突然的体重减轻。③恶心和呕吐:感染者可能会频繁感到恶心,甚至呕吐。④食物不耐受:某些食物,如辛辣食物、咖啡、酒精等可能会加重症状。⑤长期的幽门螺杆菌感染还会引起胃或十二指肠溃疡、贫血、黑便。

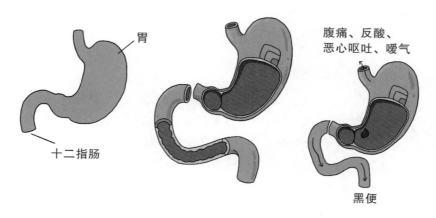

3.做哪些检查可以确诊幽门螺杆菌感染?

一旦怀疑自己感染了幽门螺杆菌,建议及时就医。确诊幽门螺杆菌感染的办法有很多,常用的有尿素酶呼气试验、胃镜检查、组织学检查、血清幽门螺杆菌抗体检测、粪便幽门螺杆菌抗原检测等。

其中,尿素酶呼气试验是最常用的方法,主要有碳13尿素呼气试验和碳14尿素呼气试验:检查时患者需口服含有尿素的溶液,医生通过检测呼出的气体中是否含有碳13来判断是否感染幽门螺杆菌。碳14尿素呼气试验的特点是便宜、快捷,但碳14尿素具有放射性,因而不适用于儿童和孕妇;而碳13标记的尿素为非放射性同位素,且诊断敏感性高,是国际上公认的幽门螺杆菌检查的"金标准"。值得注意的是,在行碳13呼气试验前,受检者需空腹三小时,并在检查前一个月内停用抑制胃酸的药物和抗生素,否则会干扰检测结果。

4.感染幽门螺杆菌后会传染吗?

幽门螺杆菌感染通常被认为是通过口-口途径传播的,这意味着感染者可能通过口腔分泌物、唾液、粪便等将细菌传播给其他人。传播的具体方式可能包括:①直接接触:与感染者的唾液、口腔分泌物等直接接触,如接吻或共用餐具。②口-口途径：接触感染者的唾液、粪便等。③家庭成员之间：在家庭环境中，共享餐具、使用同一卫生设施等也可能导致传播。

虽然幽门螺杆菌是可以传播的，但传播风险通常较低。大多数感染者不会出现症状，即使感染了幽门螺杆菌，也不一定会传播给其他人。此外，有效的个人卫生习惯和卫生措施可以减少感染风险。如果您担心感染了幽门螺杆菌或担心传播给他人，建议尽快就医进行检查和治疗，并采取适当的卫生措施，如勤洗手、避免共用餐具等，以减少传播风险。

5.幽门螺杆菌感染需要治疗吗?

幽门螺杆菌感染是罹患胃癌的独立危险因素，因此，一旦确诊，通常需要治疗，并且应尽早规范治疗。治疗的主要目标是清除细菌并预防相关的消化道疾病，如胃炎、消化性溃疡和胃癌等。目前，已常规开展规范化治疗，主要是由抗生素、质子泵抑制剂（奥美拉唑类药物）和胃黏膜保护剂组成的联合方案，有多种有效组合；治疗幽门螺杆菌感染的成功率通常很高，大多数感染者经适当治疗后能够清除细菌并恢复健康。然而，治疗的效果可能会受到多种因素的影响，包括感染的严重程度、细菌对抗生素的耐药性以及患者的个体差异等。因此，及早就医、及时接受治疗以及严格按照医生的建议进行治疗是确保治愈的关键。

消化性溃疡

1.为什么很少听到结肠溃疡、直肠溃疡?

生活中常见的溃疡在临床上称为消化性溃疡，顾名思义，是胃肠道黏膜被胃酸或胃蛋白酶自身消化导致的。通常，胃肠道黏膜存在保护性屏障以及自身修复功能，能够抵御胃酸和胃蛋白酶的消化作用。当各种致病因子破坏了黏膜屏障，而自身的修复功能无法中和胃酸和胃蛋白酶的破坏作用时，黏膜即发生坏死、脱落，形成溃疡。常见的致病因子主要包括：幽门螺杆菌感染，长期服用阿司匹林、对乙酰氨基酚、布洛芬、散列通等非甾体抗炎药

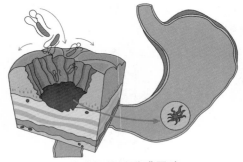
被破坏的胃黏膜屏障

物,胃酸分泌过多等。另外,大量吸烟,长期精神紧张、焦虑,以及酒、浓茶、咖啡等刺激性饮食等亦是消化性溃疡的常见诱因。最常见的消化性溃疡为胃溃疡和十二指肠溃疡。需要注意的是,还有一种特殊类型的消化性溃疡为应激性溃疡,常见于重大外伤、手术后,或重症感染者,症状通常较重,经常会伴发消化道大出血。

2.上腹部不舒服一定是得了溃疡病吗?

上腹部不适并不一定是胃十二指肠溃疡病,但上腹部不适是胃十二指肠溃疡的常见症状之一。其他可能导致上腹部不适的原因包括萎缩性胃炎、胃食管反流病、胆囊炎、胰腺炎等。要确定自己是否患有胃十二指肠溃疡病,可以结合以下几点进行判断:①症状:胃十二指肠溃疡常表现为上腹部疼痛或不适,胃溃疡的疼痛不适常发生在进食后,十二指肠溃疡的疼痛不适常发生在饥饿时或夜间,我们可以根据这种规律出现的症状来判断是否得了胃十二指肠溃疡病,以及判断是何部位溃疡。②病史:如果有胃十二指肠溃疡病史,且症状与之前的病情相似,则可能性较大。③高危因素:吸烟、饮酒、长期使用非甾体抗炎药(如阿司匹林、布洛芬等)、感染幽门螺杆菌、精神压力等都是导致胃十二指肠溃疡的高危因素。

如果您怀疑自己患有胃十二指肠溃疡病,建议及时就医进行专业诊断和治疗,胃镜检查是确诊消化性溃疡的最可靠方法之一。通过内窥镜检查可以直接观察胃肠道黏膜情况,并在必要时取组织样本进行病理学检查以明确溃疡的良恶性。

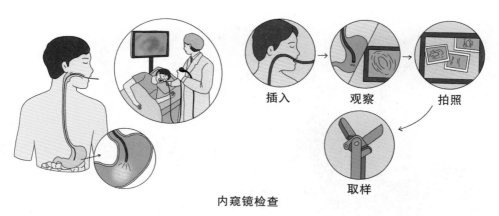

插入　　　　观察　　　　拍照

取样

内窥镜检查

3.吃什么药能治好消化性溃疡?

消化性溃疡的治疗通常包括药物治疗和生活方式改变,常用的药物主要有两大类,即抑制胃酸类药物和黏膜保护剂。另外,如果溃疡与幽门螺杆菌感染有关,还需要抗生素来消灭幽门螺杆菌,如克拉霉素、阿莫西林等。

抑制胃酸类药物主要有两种,即质子泵抑制剂和 H_2 受体拮抗剂。前者包括奥美拉唑、兰索拉唑、埃索美拉唑等,后者有雷尼替丁、西咪替丁等。该类药物的主要作用是减少胃酸的分泌,帮助溃疡愈合,并预防溃疡的复发。

黏膜保护剂如胶体硫酸铋和枸橼酸铋等可以保护胃黏膜,缓解消化性溃疡的症状,促进溃疡愈合。

需要强调的是,治疗消化性溃疡需要综合考虑病情和患者个体差异,因此建议在医生的指导下进行药物治疗,并严格遵循医嘱用药。同时,生活方式的改变也很重要,包括戒烟、限制饮酒、避免食用刺激性食物、保持健康饮食和规律运动等。

4.消化性溃疡会不会癌变?

消化性溃疡本身通常不会癌变,但如果未经治疗或长期未能控制,可能会增加患胃癌或十二指肠癌的风险。这种风险通常与患者是否感染幽门螺杆菌、溃疡的位置和大小、患者的年龄、是否有家族史等因素有关。因此,及早发现和有效治疗消化性溃疡是非常重要的,可预防其进展为癌症。如果怀疑自己患有消化性溃疡或有疑问,请尽快咨询医生并进一步评估和治疗。

胃息肉

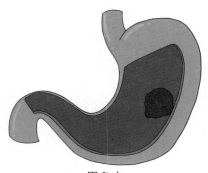

胃息肉

1.胃息肉是什么?

胃息肉是胃黏膜上的一种良性肿瘤,通常是由于黏膜细胞的异常增生形成的,这些息肉可能是单个或多个,通常通过内窥镜检查才能发现。胃息肉的大小和形状可以各不相同,有些很小,直径只有几毫米,而有些可能比较大。大多数胃息肉是良性的,但某些类型的息肉可能会在长时间内逐渐发展为恶性病变。因此，一旦发现胃息肉，通常会建议定期随访，并根据息肉的类型和大小决定是否需要切除。

2.胃息肉一定要切除吗？

大部分胃息肉是良性的，不一定需要切除，但需要定期随访。然而，有些胃息肉可能会导致症状或恶性变化的风险增加，这种情况下通常建议进行切除。切除胃息肉的方法可以根据息肉的类型、大小、位置以及患者的整体健康状况来决定。绝大多数的息肉多是小而良性的，往往可以通过胃镜下切除进行治疗，不需要外科手术，而巨大的息肉或有疑似恶变的息肉可能需要外科手术切除。

胃良性肿瘤

1.胃的良性肿瘤有哪些？

常见的胃良性肿瘤主要有以下几种：①胃腺瘤：其是一种常见的胃黏膜上皮组织良性肿瘤，通常是息肉的形式。②胃平滑肌瘤：这种肿瘤起源于胃壁的平滑肌细胞，通常是良性的。③胃神经纤维瘤：这种肿瘤起源于胃壁的神经纤维组织，通常也是良性的。④胃脂肪：这是一种罕见的胃壁脂肪组织肿瘤，通常是良性的。⑤胃错构瘤：这是一种由多种组织类型构成的混合性良性肿瘤。⑥胃黄斑瘤：这是发生在胃黏膜的脂质沉积性疾病，因其外观呈黄白色而得名。该病无特异性症状和体征，仅仅在胃镜检查中发现，在胃镜下容易诊断，临床上比较常见。

这些良性肿瘤大多不会引起症状，通常是偶然发现的。在一些情况下，它们可能会导致症状，如消化道出血或胀气，但通常是治疗后可以治愈的良性病变。

2.胃良性肿瘤有什么治疗方法？

胃的良性肿瘤通常不会引起严重健康问题，但在一些情况下可能需要治疗。治疗方法取决于肿瘤的类型、大小、位置以及患者的整体健康状况。对于小而不引起症状的胃良性肿瘤，可以定期观察和监测肿瘤的生长情况，以确保它不会发生恶变，也可以通过胃镜下切除达到治疗目的，绝大多数的胃良性肿瘤可通过该方式治疗。而对于较大的、有症状的或位置不利、胃镜下切除有风险的胃良性肿瘤，可能需要进行传统的外科手术切除。

3.胃的良性肿瘤会恶变吗?

一般情况下，大多数胃的良性肿瘤不会发生恶变。然而，某些类型的良性肿瘤在极少数情况下可能会发展为恶性肿瘤，极少部分胃息肉可能会发展成为胃癌。需要注意的是，即使胃的良性肿瘤很少会发生恶变，但仍然建议定期进行随访和监测，以便及早发现和治疗任何潜在问题。

胃癌

1.谈癌色变——胃癌可怕吗?

作为最常见的消化道恶性肿瘤之一，胃癌的发病率和死亡率均较高。据国家癌症中心数据统计，在我国，胃癌在所有新发癌症中排名第五位，而死亡率却排到所有癌症中的第三位，并且，男性胃癌的发病率约是女性的两倍。与前些年的癌症数据相比，胃癌的发病率在逐年下降，然而，胃癌的死亡率仍旧保持在较高水平。由此可见，胃癌是一种发病率较高且预后很差的恶性肿瘤。早期胃癌的治愈率可高达90%以上，而我国早期胃癌的诊断率不足30%。因此，我国胃癌的病死率仍较高。值得注意的是，近年来，胃癌逐渐年轻化，越来越多的年轻人被诊断出胃癌，年轻人的胃癌恶性程度普遍较高。因此，即使是年轻人，出现胃部不适症状时也需警惕胃癌的发生。

2.怎样预防胃癌?

首先，我们需要了解胃癌的高危因素:第一，科学研究表明，幽门螺杆菌感染是引起胃癌的独立危险因素，一旦确诊幽门螺杆菌感染，建议尽早进行规范的杀幽门螺杆菌治疗，以降低因此而引起胃癌的风险。第二，常年不规律的作息和常年进食腌制、熏烤食物和剩菜剩饭，以及过多摄入食盐均会增加胃癌风险，建立健康的作息和饮食习惯很有必要。第三，吸烟饮酒均属于胃癌发生的高危因素，尤其是饮酒，长期饮酒会导致胃黏膜的反复损伤，进而发展成胃癌的癌前病变，并逐渐发展成胃癌，因此戒烟戒酒可以降低胃癌风险。第四，长期使用非甾体抗炎药(如阿司匹林、布洛芬、对乙酰氨基酚等)可能增加患胃癌的风险,因此应在医生的指导下使用。第五,地域因素也是需考虑在内的因素,就全球而言,胃癌发病率最高的国家为中国、日本、韩国,约占全球胃癌患者70%。我国属于胃癌高发地区,尤其是东部沿海地区。第六,10%的胃癌患者有遗传倾向,具有胃癌家族史者,胃癌的发病率高于普通人群2~3倍。

当然,除了预防之外,早期诊断亦是改善胃癌预后的最直接方式,定期进行胃部检查和胃镜检查,及早发现和治疗胃癌的癌前疾病和癌前病变,有助于预防胃癌。同时,胃癌的早期诊断可以使其生存率提高到90%以上。因此,胃早癌筛查至关重要。

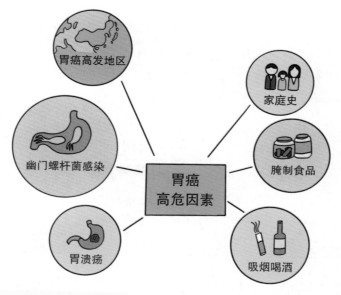

3.胃癌会遗传或传染吗?

胃癌通常不会遗传,但有些家族中可能存在胃癌遗传倾向,比例在10%左右,遗传因素可能增加患胃癌的风险,但不是唯一的决定因素。另外,胃癌不属于传染性疾病,不会通过空气、食物或接触传染给他人。胃癌是由体内正常细胞癌变所致的,通常与遗传、环境和生活方式等因素有关,不会传染给其他人。

4.有哪些容易发展为胃癌的胃病?

(1)胃溃疡:胃溃疡是一种常见的消化系统疾病,其特点是胃黏膜发生糜烂和溃疡。在溃疡活动期,胃黏膜反复发生糜烂,反复破坏和再生后可能会发生癌变。然而,其癌变率通常较低,一般低于3%。长期存在的胃溃疡容易发展为胃癌,特别是当溃疡位于胃窦或幽门附近时。

(2)慢性萎缩性胃炎:慢性萎缩性胃炎是一种常见的慢性疾病,长期存在会导致胃黏膜功能和结构发生变化,腺体萎缩和肠上皮化生,增加胃癌的发生风险。

(3)幽门螺杆菌感染:长期感染幽门螺杆菌可能导致慢性萎缩性胃炎和胃溃疡,进而增加发生胃癌的风险。

(4)胃腺瘤:胃腺瘤是一种良性肿瘤,通常在胃壁上生长。如果胃腺瘤的直径大于 2 厘米,应尽早通过内镜下切除。这是因为较大的胃腺瘤可能会增加癌变风险。

(5)残胃:残胃是指由于某种原因导致部分或全部胃被切除后的剩余部分,残胃癌一般发生在手术后 10～30 年,癌变率高达 10%。

这些胃病如果得不到及时治疗和管理,可能会逐渐演变成胃癌。因此,及早发现和治疗这些胃病有助于预防胃癌发生。

胃癌演变过程

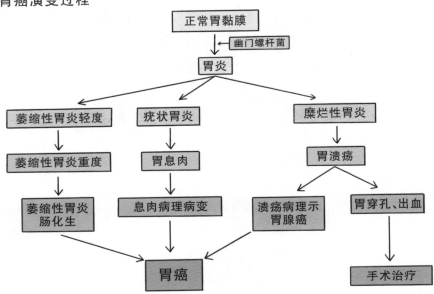

5.胃癌的癌前病变需要治疗吗?

医院病理科医生通常根据胃镜检查和组织活检结果来评估胃癌的癌前病变,这是病理学的诊断。癌前病变是癌症发生前的状态,如不及时干预,发展成胃癌的风险较高,常见的癌前病变包括不典型增生、低级别上皮内瘤变和高级别上皮内瘤变等。对于较轻的癌前病变,医生可能建议定期随访监测,观察病变的发展情况,不一定立即进行治疗。但对于癌前病变较严重、有较高癌变风险的患者,可能需要进行治疗,以预防或延缓其发展为胃癌。

治疗癌前病变的方法可能包括手术切除、内窥镜下黏膜切除术、射频消融术等,具体治疗方案需根据患者的病情、病变类型和个体情况而定。因此,如果患者被诊断出胃癌的癌前病变,建议及时就医,根据医生的建议制定合适的治疗计划。

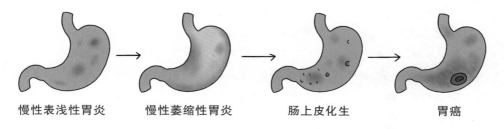

慢性表浅性胃炎　　　慢性萎缩性胃炎　　　肠上皮化生　　　胃癌

6.胃癌患者会有哪些症状?

胃癌根据分期不同,患者表现出的症状也有所不同。早期胃癌症状多不典型,多以上腹部不适或疼痛为常见症状,有时难以与胃炎、胃溃疡等区分,还有部分患者可能会出现恶心、饱胀感、食欲减退等症状,因此常常难以早期发现。随着胃癌进展,患者可能会表现出不明原因的体重减轻、厌食、胀气等消化不良表现。晚期胃癌患者可能会出现腹胀、恶心、呕吐(呕吐物为宿食)等梗阻症状,以及大便发黑、呕血等消化道出血情况,甚至会出现肿瘤侵透胃壁出现的剧烈腹痛、"板状腹"等消化道穿孔的症状。消化道出血患者常伴有乏力等贫血表现,而因长期进食不足和肿瘤消耗,出现消瘦、恶病质的晚期胃癌患者较为多见。

需要注意的是,以上症状并不一定都是胃癌,可能与其他疾病有关。如果出现持续不适感或疑似胃癌症状,应尽早就医,接受专业的检查和诊断。

7.什么是胃早癌?

顾名思义,胃早癌指的是早期胃癌,该阶段胃癌细胞局限在胃黏膜内或黏膜下层,尚未侵犯深层组织,即使出现淋巴结转移,亦属于胃早癌范畴。胃早癌通常没有明显症状,因此较难被患者自觉发现。然而,通过定期筛查和检查,可以及早发现早期胃癌,提高治愈率和生存率。目前,筛查胃早癌最常用的办法是胃镜＋胃黏膜活检,通过胃镜,可以直接观察胃黏膜的情况,活检可以确定是否存在早期癌变。另外,肿瘤标志物检测也可进行胃癌早筛。

8.普通人最好多久做一次胃镜?

根据《中国早期胃癌筛查流程专家共识》,我国确定了胃癌筛查目标人群为年龄≥40岁且符合下列任一条者:①所处地位于胃癌高发地区;②幽门螺杆菌感染者;③胃癌患者一级亲属(父母、儿女、亲兄弟);④既往患有慢性萎缩性胃炎、胃溃疡、胃息肉、手术后残胃、肥厚性胃炎、恶性贫血等胃的癌前疾病;⑤存在胃癌其他风险因素,如摄入高盐、腌渍饮食、吸烟、过度饮酒等;⑥无特殊情况的成年人,建议每5～10年进行一次胃镜检查,以筛查胃癌和其他消化道疾病。

值得注意的是,40岁以下者或低风险人群也可能发生胃癌。因此,一旦出现长期胃口差、体重减轻、贫血、呕血或黑便等症状,应尽快就医完善各项检查。

9.胃镜检查和病理报告均未发现胃癌,一定能排除胃癌吗?

虽然胃镜检查和病理报告未发现胃癌,但并不能完全排除胃癌可能性。

有时,早期胃癌可能很小或隐匿,不能在胃镜检查中被发现。此外,检查时取得的组织样本可能不够全面或取自非癌变区域,导致错过了癌变的部分。因此,即使胃镜检查和病理报告结果为阴性,也不能完全排除胃癌的可能性。对于一些特殊类型的胃癌,如"皮革胃",癌变首先发生在黏膜下层,而胃黏膜却未表现出明显的病变,单纯胃镜检查无法发现癌灶,则需要综合考虑,结合其他检查,如上消化道造影、强化CT以及肿瘤标记物等,以进一步排除或确认胃癌诊断。

10.胃部不适且大便潜血阳性,一定是得了胃癌吗?

胃部不适和大便潜血阳性并不一定表示患者患有胃癌。这些症状和体征可能与多种胃肠道疾病有关,包括但不限于胃溃疡、胃炎、胃肠道感染、出血性结肠炎等。潜血阳性可能是由消化道出血引起的,但并不一定是胃癌导致的。因此,不能仅凭这些症状和体征就立即断定患者患有胃癌,但如果出现这些症状和体征,建议及时就医,由医生进行详细的评估和检查,包括胃镜检查、CT扫描、血液检查等,以帮助明确诊断。

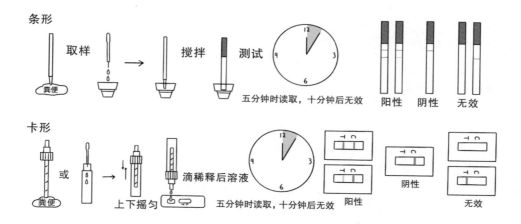

11.查体时发现血清癌胚抗原(CEA)升高,是不是说明胃癌风险很高?

血清癌胚抗原(CEA)升高并不一定意味着患有胃癌,因为 CEA 升高可能与多种其他疾病有关。CEA 是一种肿瘤标志物,它在多种癌症中都可能升高,包括胃癌、结直肠癌、肺癌等。此外,非肿瘤性疾病,如炎症、感染、肝病、糖尿病等也可能导致 CEA 水平升高。

因此,单独 CEA 水平升高并不能确定胃癌存在,但如果 CEA 水平升高,医生通常会进行进一步检查,如胃镜检查、CT 扫描等,以确定是否存在胃癌或其他潜在问题。

12.确诊胃癌后如何判断病情的严重程度?

虽然胃癌的预后较差,但早期胃癌的五年生存率可高达 90% 以上。因此,一旦确诊胃癌,评估患者的胃癌分期有助于确定患者病情的严重程度。最常用的检查是强化 CT,强化 CT 不仅可以确定胃癌的浸润深度,还可以协助判断是否存在局部淋巴结和远处淋巴结转移,同时可判断是否存在肝转移、肺转移,是否累及胰腺、十二指肠、脾脏、横结肠等周围器官,从而确定胃癌的临床分期,判断胃癌的严重程度。对于肝转移的判断,强化磁共振优于强化 CT,PET-CT 可明确胃癌患者是否存在全身其他部位的转移。另外,确诊胃癌后,血液肿瘤标记物水平也可协助判断胃癌病情的严重程度。

13.胃癌是不治之症吗?

虽然流行病学数据提示我国胃癌整体的五年生存率不足 30%,居所有恶性肿瘤的第三位,但并不是所有的胃癌都是"不治之症"。对于早期胃癌,经过规范治疗后,五年生存率可高达90%以上,对于进展期胃癌,经过系统的综合治疗后,五年生存率也可达到接近50%,而对于晚期胃癌的治疗效果就比较差了。因此,提高早期胃癌的诊断率可以避免胃癌成为"不治之症"。

14.胃癌有哪些治疗手段?

确诊胃癌后,除需明确病情严重程度外,更重要的是科学规范系统的治疗。胃癌的治疗方法有很多,如胃镜下切除、外科手术切除以及化疗(包括靶向治疗、免疫治疗)等,根据分期不同,所选择的治疗方式亦不同。科学规范的治疗与胃癌的分期密切相关,也就是说,胃癌的严重程度决定了治疗方式的选择。

(1)胃镜下切除术:相当一部分早期胃癌在经过系统评估后可通过单纯胃镜下黏膜下剥离术(ESD)达到与外科手术相同的治疗效果,并且治愈率超过90%。

(2)外科手术:对于胃镜下切除术无法达到根治效果的早期胃癌,需采用外科根治手术。对于进展期胃癌,多采用以外科手术为主的综合治疗,目前,外科根治性手术是可实现胃癌治愈的唯一手段。

(3)化疗:对于进展期及晚期胃癌,根据分期的不同和治疗目的的不同,需选择不同的化疗策略。进展期胃癌根治术后,多需术后辅助化疗,目的是完成残留癌细胞的清除以及预防术后复发。对于晚期肿瘤,需通过多学科讨论后确定治疗方案,综合评估肿瘤切除困难或无法保证实现根治性切除的患者,可予以术前新辅助化疗,以实现肿瘤的退缩降期,再行根治手术;而对于晚期无法切除的胃癌患者,根据不同的治疗目标,化疗可分为转化治疗和姑息性化疗。转化治疗的目标是通过化疗将不可切除的肿瘤转化成可根治性切除的肿瘤,姑息性化疗的目的是通过化疗控制和延缓肿瘤的进展,以延长患者的生存期。

15.所有早期胃癌的治疗效果都很好吗?

早期胃癌是指肿瘤浸润深度局限于黏膜内或黏膜下层,大数据提示,局限于黏膜内的早期胃癌经过规范治疗后治愈率可达95%以上,浸润至黏膜下层的早期胃癌的治愈率可达90%以上,而合并淋巴结转移的早期胃癌经过根治性治疗后,治愈率可达到85%以上。因此,早期胃癌的治疗效果比较好。

16.是不是所有的早期胃癌都可以在胃镜下完成治疗？

相当一部分早期胃癌可以通过内镜下切除实现治愈的目的,但需要严格把控治疗的适应证。对于内镜下切除未达到根治效果的早期胃癌患者,需要追加外科根治手术。胃镜下切除有绝对适应证和扩大适应证,由肿瘤的大小、分化程度、是否合并溃疡、是否存在胃周淋巴结转移等因素决定。胃镜下切除术后的病理报告决定是否需追加外科手术,这与肿瘤的浸润深度、分化程度、水平切线及垂直切线与肿瘤边缘的距离等有关。

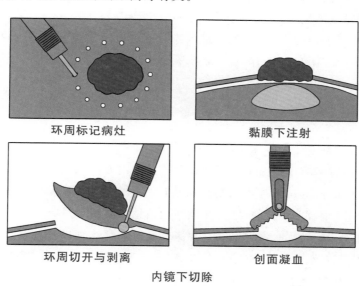

环周标记病灶

黏膜下注射

环周切开与剥离

创面凝血

内镜下切除

17.胃癌的外科手术复杂吗？

胃癌根治术属于四级手术,是外科中的大手术。胃癌根治术包括肿瘤的完整切除、彻底的淋巴结清扫以及切除后的消化道重建三大部分,手术比较复杂。根据肿瘤的大小和位置,为保证肿瘤的完整切除,需切除 2/3 以上甚至全部的胃。胃周血管繁多,淋巴结沿重要血管分布。因此,切除肿瘤和淋巴结清扫的过程需将胃周的血管予以裸化并切断,误伤血管及术中出血的风险相对较高。胃切除后,为恢复消化道结构和功能的连续性,需将残胃或食管与小肠予以吻合重建。综上所述,胃癌根治术属于较复杂的外科手术。

18.经常看到胃癌患者消瘦明显,皮包骨头,这是为什么?

消瘦明显、皮包骨头往往是多数晚期恶性肿瘤患者的表现,临床上称为"恶病质"或"恶液质",而对于胃癌患者,这种"恶病质"样的表现往往出现较早,这与胃癌的病理生理学特性有关。首先,作为恶性肿瘤,胃癌的恶性程度常常较高且代谢活跃,对营养物质的消耗远多于正常组织;其次,胃作为重要的消化器官,胃癌的出现常常会影响患者的食欲及食物的摄入;更重要的是,胃癌的出现往往会影响所摄入营养物质的消化和吸收,导致患者即使摄入足够的营养物质,也无法完全消化吸收,造成实际上的摄入不足。综上所述,胃癌患者不仅营养消耗明显增加,且对营养物质的摄入绝对不足以及消化吸收不完全,导致胃癌患者多数存在明显的营养风险或营养不良,常常表现为无明显原因的体重下降。

19.胃癌患者术前营养差,做手术前需要纠正吗?

胃癌患者多数存在营养风险或营养不良,而营养不良常常导致胃及周围组织水肿,而水肿会增加淋巴结清扫的难度及术中出血的风险;另外,营养不良会影响组织的愈合能力,增加术后吻合口瘘的风险。因此,需对胃癌患者进行规范的营养风险及营养不良的评估,并根据评估结果对患者进行合理的纠正。对于可进食的营养不良的胃癌患者,常常需要通过调整饮食以增加营养的摄入而纠正患者的营养不良状态,必要时可口服肠内营养制剂;而对于饮食调整无法达到要求的患者,还需要配合静脉输注肠外营养制剂以期快速纠正患者的营养状态;对于无法进食的患者,可尝试放置鼻肠营养管,通过营养管补充肠内营养制剂并配合静脉输注肠外营养制剂以纠正营养不良,而对于无法放置鼻肠管的患者,则需要通过静脉输注足量的肠外营养以及补充人血清白蛋白以期在手术前尽可能纠正患者营养不良。

20.胃癌手术前需要做什么准备?

胃癌手术作为外科四级手术,较为复杂,并且术后恢复周期长,因此在行胃癌手术前需做充分准备。首先,胃癌手术前外科医生需对患者的病情进行详细了解,需通过强化 CT 等影像学资料判断胃癌的分期以及手术难度并做好充分的手术准备和应对措施,对患者合并的高血压、糖尿病以及心脑血管疾病等慢性疾病予以纠正和控制,进而减少围手术期相关并发症的出现;其次,医生和护士需对患者做好充分的术前宣教以及心理宣教,让患者及家属简单了解手术的过程和术后恢复过程,以及围手术期可能出现的并发症等影响恢复的情况,同时减轻患者及家属的紧张和恐惧心理;另外,更重要的是协助患者开展术前预康复,如强化和纠正患者营养状态,协助患者的情绪和心理状态调整,锻炼咳嗽、咳痰、床上活动,适度增加活动量,以促进患者更好地耐受手术及术后恢复。

21.胃癌患者以老年人居多且合并不同慢性疾病,这类患者是不是手术风险比较高?

胃癌患者以老年人居多,老年人常合并高血压、糖尿病、冠心病、脑血管疾病等慢性疾病,而胃癌根治术作为外科四级手术,手术复杂,麻醉及手术时间长。因此,对于这类患者,外科手术风险相对较高。胃癌患者围手术期间,由于手术创伤、麻醉应激、术后疼痛等原因,高血压患者易出现血压波动不易控制,较高的血压会引起手术部位出血、脑出血等并发症;糖尿病患者本身愈合能力相对较弱,且抗感染能力差,胃癌围手术期糖尿病患者可能会出现切口延迟愈合、吻合口瘘及感染性疾病等并发症;另外,胃癌患者术后会出现血液高凝状态,易发生血栓。因此,合并冠心病及脑血管疾病的患者,围手术期出现急性心肌梗死、急性脑梗死等并发症的可能性相对较高。虽然此类患者手术风险相对较高,但并不一定会出现并发症。为降低这类患者的手术风险,除需在手术前将相关合并症予以最大限度的控制外,还需要加强患者术后的监护和管理,及时、稳定地控制血压及血糖,并适时予以抗凝治疗,以避免相关并发症发生。

22.胃癌微创手术是不是小手术?

虽然腹腔镜胃癌根治术为微创手术,但此微创并不是指切除范围的"微创",腹腔镜胃癌根治术在胃的切除范围、淋巴结的清扫范围以及消化道的重建方式方面,与传统开刀手术完全一样,只是实现上述目标的操作方式不同。因此,微创手术与开刀手术一样,均属于外科四级大手术。同样,就肿瘤根治效果而言,微创手术与开刀手术是一致的,这也得到了大量临床研究证实。治疗效果相当,且术后疼痛感轻、术后恢复快以及"美容"效果,使得微创手术逐渐取代开刀手术成为目前外科医生和胃癌患者的首选治疗方式。

23.微创手术后肚子上是不是没有手术切口?

需要注意的是,胃癌微创手术并非无创,患者肚子上仍存在手术切口,只是切口长度明显缩短。不同的微创技术在腹部的切口大小及形式不同。根据肿瘤的治疗原则，胃癌手术切除的胃、肿瘤、胃周组织及大网膜需要整块切除并整块取出，这就需要从手术切口取出。传统的腹腔镜手术切口多位于上腹正中，长5~10厘米，与患者肥胖程度相关，这种切口除作为取出切除标本的通道外，还需经此切口完成消化道的重建。完全腹腔镜手术的切口仅作为取标本的通道，可选择在肚脐下切口，也可选择在肋骨下缘切口，长度为3~5厘米。另外，近些年出现的无腹部辅助切口的腹腔镜胃癌根治术则将切口选择在阴道（女性）或直肠，即在完成手术后于阴道或直肠取切口，将标本自此切口取出后再缝合关闭此部位的切口。当然，外科医师在无腹部切口的胃癌根治术方面亦进行了探索，即经自然腔道的腹腔镜胃癌根治术。

| 开腹手术刀口 | 单孔手术刀口 | 腹腔镜手术刀口 | NOSES手术刀口 |

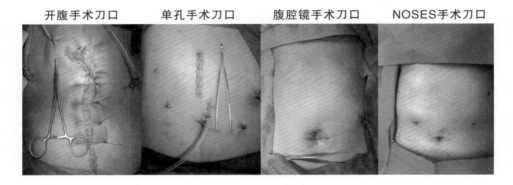

24.胃癌手术有没有更先进的微创技术？

随着近年来医疗技术和科技的进步，胃癌微创手术亦取得了较大的进步，主要集中在三个方向：一是微创技术体系的发展，二是功能性腹腔镜技术体系的发展，三是外科手术机器人的发展。

微创技术的发展已于上文中提及，即从传统的腹腔镜胃癌根治术，到完全腹腔镜胃癌根治术，再到减孔、单孔腹腔镜胃癌根治术以及无腹部辅助切口的腹腔镜胃癌根治术，手术越来越微创，患者的术后康复逐渐加快。

功能性腹腔镜技术体系是由我国微创外科的奠基人之一胡三元教授提出的，是指在传统腹腔镜体系的基础上增强或增加某一特定功能，进而简化手术的过程。功能性腹腔镜技术体系的发展主要有两个方面：一是增强传统腹腔镜的功能，如3D腹腔镜、4K腹腔镜等，3D腹腔镜技术是将腹腔镜传统的2D成像转换成3D，增加了手术视野的空间感和纵深感，4K腹腔镜技术则是通过4K的高分辨率成像技术将手术视野的成像变得更高清、更真实,这两种技术均可以让手术医生看得更清、更准,让手术变得更简单;二是在传统腹腔镜的基础上增加某一功能,如荧光腹腔镜。荧光腹腔镜技术是指在传统腹腔镜的基础上增加荧光成像的功能,可以实现腹腔镜下肿瘤的精准定位、淋巴结的导航以及组织血运评估,在易化手术的同时,还可以增加手术安全性。近几年,随着科技的发展,专业技术壁垒的突破,已成功实现 3D-4K-荧光技术完美融合,将三种技术融为一体后,胃癌微创手术比以往更加简单,而且更加安全。

外科手术机器人经历了 20 余年的发展,已日渐成熟,达芬奇机器人手术体系作为当前最先进的机器人技术,已广泛应用于胃癌根治术,与传统的微创手术方式不同,手术者通过操作机器人机械臂完成手术。与传统手术方式相比,机器人手术借助 3D 成像技术,手术视野更清楚,震颤滤过功能可以让手术操作更稳,机械臂的 360 度多方向旋转可以使手术操作更简单。更重要的是,机器人手术仅需要两位外科医师即可完成。

25.胃癌外科手术需要切除多少胃?

胃癌的手术治疗不仅需切除肿瘤,还需要切除邻近的胃壁组织,根据肿瘤的位置、大小和分期,胃癌根治术切除胃的范围可分为胃大部切除和全胃切除。临床对切除正常胃壁的范围有明确要求,早期胃癌为 3 厘米,进展期和晚期胃癌为 5 厘米。但是,确定胃切除范围的"金标准"为术中快速病理明确手术切缘为肿瘤细胞阴性。因此,对于胃上部癌和胃下部癌,在满足上述要求的情况下可进行胃大部切除术,如无法达到上述要求,则需行全胃切除术。而对于胃中部癌,常常需要行全胃切除术。

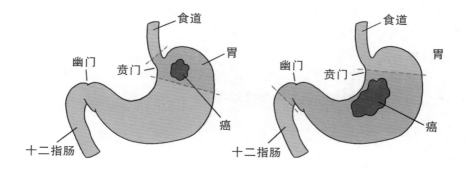

26.胃切除后还能再生吗？胃切除术后患者还能正常吃饭吗？

做完胃切除术后，大多数患者及家属最关心的问题之一是切除的胃能否再生。无论是胃大部切除术还是全胃切除术，切除的胃无法再生。但是，通过合理的消化道重建，我们可以保留胃的部分功能或"代替"胃的功能，胃大部切除术后保留的残胃仍可以满足患者的饮食与消化及吸收功能。全胃切除术后，通过上提小肠，使其与食管连接，"代替"胃的饮食及消化与吸收功能。因此，胃切除术后的患者可以正常饮食。只是，由于缺少幽门或贲门的"闸门"功能，患者需要少食多餐，才能使吃进去的食物得到充分的消化与吸收，满足营养所需。

27.胃癌手术的效果如何？

胃癌手术后，患者及家属最关心的另一个问题是胃癌是否会复发。胃癌的治疗效果主要与肿瘤的病理分期有关，早期胃癌的治疗效果很好，治愈率可达90%以上，进展期胃癌治疗效果则比较差，五年生存率在30%～50%，而晚期胃癌的治疗效果更差，五年生存率甚至不足10%。由此可见，胃癌的病理分期越晚，治疗效果越差，复发的概率越高。要想提高胃癌的治疗效果，早期发现是关键。因此，做好胃癌的早筛工作尤为重要。另外，胃癌术后的规范复查亦比较重要，对于早期发现的复发情况，我们可以选择更多的治疗办法，患者的治疗效果相对也会更好。

28.做完远端胃癌根治术后，为什么偶尔会觉得胃部不适？

远端胃癌根治术是指切除连同幽门在内的远端（胃下部）至少 2/3 的胃，保留少部分近端胃及贲门，小肠与残胃连接在一起。这种手术方式由于缺少幽门的闸门作用，碱性的小肠内容物（主要是胆汁、小肠液等）会反流至残胃内，破坏了胃内正常的酸性环境，进而会引起胃黏膜损伤与炎症，导致胆汁反流性胃炎发生。因此，患者术后会有烧心、疼痛等胃部不适症状，这种情况可能会在术后持续很长时间，必要时可口服胃黏膜修复药物进行治疗。

29."胃瘫"是怎么回事？

"胃瘫"在临床上又称为"术后胃瘫综合征"或"术后胃排空障碍"，常发生在远端胃癌根治术后，主要表现为胃内容物不向小肠内排空，患者常有胃胀、恶心、呕吐等症状，且无法进食。上消化道造影检查常常看到残胃呈圆泡状且没有蠕动波,造影剂存留在胃内,不向小肠内排空,胃显影而与胃相连的小肠不显影。这种情况时有发生,但具体原因尚不明确,可能与胃癌根治术切除支配胃的神经有关。同样的,"胃瘫"亦没有特效治疗方法,临床常常采用禁饮食、插胃管胃肠减压、置鼻肠营养管建立肠内营养、充足的营养支持等对症治疗方法,等待胃动力恢复。"胃瘫"都能治好,但治疗时间长短不一,长则 3 个月到半年,短则 2～4 周,治疗时间的长短与患者的情绪明显相关,焦虑、紧张、恐惧等负面情绪较多的患者往往所需要的治疗时间更长。

30.做完近端胃癌根治术后总会觉得反酸、烧心是什么原因?

近端胃癌根治术是指切除了连同贲门在内的近端(胃上部)胃大部,保留远端胃及幽门,食管与残胃连接在一起。贲门作为胃的"闸门",其主要作用为阻止胃内容物反流至食管,由于手术切除了贲门,术后胃内容物反流至食管,患者会有反酸、烧心等症状,常常需要口服奥美拉唑来缓解症状。

31.如何减轻术后反酸症状?

传统的近端胃癌根治术将残胃与食管直接相连,术后患者常反酸严重,生活质量较差。为缓解该症状,患者常需口服奥美拉唑等抑酸药;另外,少食多餐、减少流质饮食("少喝稀的、多吃干的"),睡觉时抬高上半身,餐后少活动等生活习惯的改变亦可减轻反酸症状。更重要的是,抗反流术式的应用是解决上述症状的关键。目前,常用的抗反流术式主要有管状胃-食管吻合术、双通道吻合术、双肌瓣吻合术等,这些抗反流术式虽无法完全复现贲门的功能,但可在很大程度上减轻近段胃癌术后的反酸症状,显著改善患者术后的生活质量。

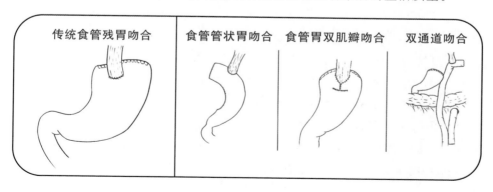

| 传统食管残胃吻合 | 食管管状胃吻合 | 食管胃双肌瓣吻合 | 双通道吻合 |

32.胃癌手术后患者如何过渡到正常饮食?

作为重要的消化器官,胃直接影响患者的饮食和消化吸收,因此,胃癌术后的饮食过渡至关重要。胃癌手术后,患者无法即刻进食,临床上,常常在患者恢复排气后尝试饮少量水,在无明显不适的情况下进食少量米油、肠内营养制剂等流质饮食,该过程一般需要1～2周时间。随后,患者可尝试烂面条、稀粥等半流质饮食,1～2周后可尝试恢复正常饮食。值得注意的是,饮食恢复过程中,须严格按照"少食多餐"的原则,以每次进食50～100毫升,每小时进食一次为宜,以避免出现腹痛、腹胀、呕吐等腹部不适症状,并且在此过程中配合静脉输注营养或口服肠内营养制剂,以保证足够的营养摄入。另外,即使恢复正常饮食,仍应保持"少食多餐"的习惯,以保证摄入营养物质的充分消化与吸收。

33.胃癌患者术后如何预防复发?

首先,所有的胃癌患者均需要养成良好的饮食和作息习惯,少食多餐,营养搭配合理且充足,避免熬夜等;其次,所有胃癌患者均需规范复查随访,及时发现并处理复发的高危因素;再次,根据肿瘤的治疗原则,对于需要术后辅助化疗的患者,需科学合理地完成术后化疗;再次,拒绝所谓的"偏方""特效药",这类药物往往没有循证学依据,并且药物的不良反应不明;最后,条件允许时可考虑应用胸腺肽类免疫增强剂以增强机体免疫。

34.胃癌手术后,应该怎样进行复查?

胃癌患者除需接受规范的手术治疗或化疗外,术后规范的复查随访也非常重要。复查除了评估患者的恢复情况外,更重要的是尽可能早地发现肿瘤复发。发现复发的高危因素并给予合理的纠正可以有效防止肿瘤复发,另外,早期发现复发的患者是有可能接受二次手术实现根治性切除的。并且,即使不能手术,及时接受内科治疗也会获得更好的治疗效果。因此,规范的术后复查随访对于提高胃癌的治疗效果有很大的帮助。临床上,一般建议胃癌患者术后第1～2年内每3～6个月复查一次,术后第3～5年内每6～12个月复查一次,以后每年复查一次,复查的项目包括血液肿瘤标记物、腹部强化 CT 以及胃镜。原则上,肿瘤标记物每 3 个月复查一次,强化 CT 每半年复查一次,胃镜每年复查一次。

35.化疗真的那么可怕吗?

一提到化疗,多数人都觉得比较可怕,主要是化疗药物的不良反应比较严重,如脱发、恶心、呕吐等胃肠道反应。并且,很多患者术后的化疗难以进行也是因为无法耐受化疗药物的不良反应。同样,治疗胃癌用到的化疗药物亦有类似的不良反应,虽然近些年化疗药物发展迅速,但药物的不良反应仍无法避免,只逐渐变得较轻微。胃癌最常用的化疗药物有奥沙利铂、替吉奥、紫杉醇等,常见的不良反应有恶心、呕吐等胃肠道反应,脱发及白细胞、血小板减少等骨髓抑制表现。另外,手脚发麻等外周感觉神经病变是奥沙利铂常见的不良反应;紫杉醇常会引起较严重的过敏反应,多需配合激素使用,多西紫杉醇及白蛋白紫杉醇可有效避免过敏反应,但价格相对昂贵。

36.得了胃癌,可以只化疗不手术吗?

有些老年人常因为高龄或合并多种慢性基础疾病,身体条件比较差,确诊胃癌后无法在短期内接受手术治疗;还有些患者认为外科手术风险比较高,不愿意接受手术,此类患者常需接受化疗。需要明确的是,化疗属于姑息治疗,无法达到胃癌根治目的。在一定时间内,化疗可以控制肿瘤的进展,肿瘤会缩小甚至消失。但随着治疗的进行,肿瘤会逐渐出现对化疗药物的耐药性,表现为肿瘤在经过一定时间的缩小后不再变化,甚至再次变大。这时就需要借助更高级别的化疗药物,如靶向药或者免疫治疗。但是,随着治疗的进行,肿瘤会再次出现耐药性,以致到最后无药可用,肿瘤快速进展。因此,与外科手术相比,单纯化疗的效果相对较差,对于确诊胃癌的患者,寻求外科手术机会仍是较优选择。

37.胃癌患者需要放疗吗?

作为恶性肿瘤主要的治疗手段之一,放疗在胃癌治疗中的应用不像外科手术和化疗那样广泛,这主要与胃的形态和位置有关。放疗需要精准定位肿瘤位置,通过体外特殊射线照射杀灭肿瘤细胞。首先,胃作为囊袋样器官,充盈和空虚时位置变化很大,因此无法精确定位,这在一定程度上限制了放疗的应用;其次,胃位于上腹部中央位置,周围与肝脏、脾脏、胰腺、十二指肠、横结肠等重要器官相邻,放疗并不是单纯照射肿瘤,照射的过程中会不可避免地损伤周围脏器。并且,放疗对组织的损伤是永久性的,一旦引起周围组织器官损伤,常会导

致严重并发症。胃食管结合部肿瘤及部分胃上部肿瘤位置固定且周围无重要
脏器,可尝试放疗。

38.胃癌有靶向药吗?

靶向治疗属于化疗范畴,是指通过靶向药物,靶向性作用于肿瘤细胞上的
靶点,实现杀灭肿瘤细胞的作用。因此,靶向治疗比普通化疗的治疗效果更好
且不良反应更小。然而,对胃癌有效的靶向药物很少,最常用的是针对 Her-2
的靶向药——曲妥珠单抗,而胃癌患者 Her-2 阳性的比例不足 15%。因此,靶
向药物在胃癌中的应用很有限。与普通化疗药物不同,胃癌患者根治性手术后
不需要使用靶向药,这与其他肿瘤如肺癌是不同的。靶向药物主要应用于胃癌
患者的术前化疗、姑息性治疗和肿瘤复发的治疗中,在存在实体瘤的情况下应
用靶向药物可获得最大的治疗价值。

39.胃癌患者能做免疫治疗吗?

随着对肿瘤认知的深入,大家逐渐认为免疫系统的缺陷或下调抑制了人体
对癌细胞的杀灭作用,是恶性肿瘤发生的重要原因。基于此,通过上调免疫系
统功能或修补免疫系统缺陷恢复人体免疫系统对癌细胞的杀灭作用,从而达到
治疗肿瘤的效果,是免疫治疗的主要内容,具体包括两个方面:一方面是通过免
疫增强剂提高人体免疫系统的功能,这几乎对所有肿瘤有效,但作用有限;另一
方面是通过修补免疫系统缺陷,实现对肿瘤细胞的杀灭作用,治疗效果较强。
幸运的是,免疫治疗亦可应用于胃癌的治疗中,并且可作为晚期胃癌的一线治
疗方式,常见的可用于胃癌免疫治疗的药物有纳武利尤单抗、帕博利珠单抗、卡
瑞利珠单抗、信迪利单抗等。

40.胃癌患者是不是都可以做免疫治疗?

既然免疫治疗效果很好且不良反应相对较小,那是不是所有胃癌患者都可
以做免疫治疗呢? 首先,胃癌根治术后的辅助治疗是不需要免疫治疗的,免疫
治疗仅可用于术前化疗、姑息治疗和胃癌的复发治疗;其次,免疫治疗并不是对
所有患者均有效果,使用之前可以通过基因检测、免疫组化的方法检测相关指
标,以评价免疫治疗是否有效,提示治疗有效的指标包括:微卫星不稳定状态
(MSI-H),dMMR,较高的肿瘤突变负荷(TMB),PD-1 的受体 PD-L1 表达评分
(CPS 评分)>1 分等。符合上述指标中任何一项的胃癌患者均可从免疫治疗

中获益。

41.如何判断是不是晚期胃癌？

晚期胃癌患者往往会出现上腹痛、消瘦，甚至出血、梗阻、穿孔等表现，但并不是所有的晚期胃癌患者都有症状。因此，有些胃癌患者在确诊时即已处于晚期，并且，晚期胃癌患者常常无法行手术治疗。那医生通过什么方法判断晚期胃癌呢？首先，血液肿瘤标志物明显升高常常表明患者分期偏晚，胃癌常用的肿瘤标记物有 CEA、AFP、CA125、CA199、CA724，一旦肿瘤标记物出现几十倍甚至数百倍升高，常提示肿瘤已处于晚期。其次，强化 CT、磁共振等影像学检查是最常用的评估方法，不仅可以评估肿瘤的部位、大小以及是否浸润周围器官，还可以判断是否存在腹膜后淋巴结、肝脏等部位转移。此外，借助 PET-CT 可以明确是否存在全身其他部位转移，以分析是否为晚期胃癌。最后，如果肿瘤标记物、影像学检查均未发现明显晚期胃癌的征象，则可在手术前通过腹腔镜进行腹腔探查，如发现腹膜或腹腔内出现多发"小米粒"样结节，多提示胃癌存在腹腔内种植转移，这也是晚期胃癌的表现。

• **胃癌** •

直接浸润
· 胃癌常浸润扩展至癌灶外6厘米
· 胃窦癌向十二指肠浸润，常在幽门3厘米以内

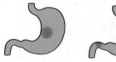

淋巴转移（最常见）
· 进展期胃癌的淋巴转移率高达70%左右，侵及黏膜下层的早期胃癌淋巴转移率近20%
· 终末期胃癌可经胸导管转移至左锁骨上淋巴结

血运转移
· 常见转移至肝、肺、胰、骨骼等处
· 其中以肝转移最常见

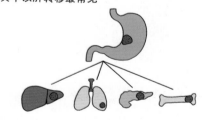

腹膜种植
· 当胃癌浸润至浆膜外后，肿瘤细胞脱落并种植在腹膜和脏器浆膜上，可形成结节
· 女性患者胃癌细胞经腹膜种植或血行转移，形成卵巢转移性肿瘤，称为库肯勃瘤

42.晚期胃癌是不是只能保守治疗？

患者一旦确诊晚期胃癌，往往无法行手术治疗了，但仍可以借助化疗、靶向

治疗或免疫治疗使肿瘤降期,通过系统治疗让肿瘤变得可切除,最后接受手术治疗,这就是临床上常说的肿瘤"转化治疗"。转化治疗常常需要较长的治疗周期,且治疗不一定有效。但是,对于可靶向治疗或免疫治疗有效的患者,转化治疗的成功率较高。因此,在条件允许的情况下,晚期胃癌患者建议尝试转化治疗。值得注意的是,晚期肿瘤患者常常合并出血、梗阻或穿孔,或在转化治疗过程中出现上述症状,这些症状往往威胁患者生命。因此,一旦出现症状,应立即手术,手术并不是为了治疗肿瘤,保住生命才是这类手术的第一目标。

43.晚期胃癌患者能做手术吗?

有些局部晚期患者是可以手术的,但不建议直接手术,除非合并出血、梗阻或穿孔等并发症。因为此类患者肿瘤分期较晚,肿瘤跟周围组织常分界不清,且周围组织淋巴水肿严重,手术难度较大,行扩大根治或联合脏器切除的可能性较大,因此,此类患者手术难度常常较大,手术时间长,术中出血量多,并且术中误伤重要血管造成大出血的风险较高。对于此类患者,建议先行术前化疗,待肿瘤明显缩小后再行手术治疗,手术难度及风险均明显降低。

44.如何选择姑息性手术?

胃癌姑息性手术的治疗效果往往与保守治疗相当,患者并不能通过姑息手术获得更长的生存期。姑息性手术主要有两种:一种是切除肿瘤但没有"切干净",仍有部分肿瘤或转移灶残留于体内;另一种是不切除肿瘤,仅行短路手术解决梗阻问题。一般情况下不建议行姑息性手术,除非患者出现出血、穿孔或梗阻等并发症,因为手术的目的仅是保命或解决吃饭问题,往往做了姑息性手术的胃癌患者预后较差。

45.听说有药物能治愈胃癌,有那么神奇吗?

CAR-T 细胞治疗是一种新型生物治疗方法,通过基因技术对免疫细胞的 T 细胞进行改构,使 T 细胞具有更强杀伤肿瘤细胞的功能,从而实现杀灭肿瘤的目的。但是,CAR-T 细胞治疗尚处于临床试验阶段,对胃癌的治疗效果尚无明确证据,因此,该疗法是否有效或以后能否应用于临床尚是未知数。

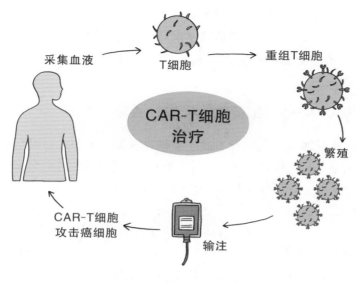

胃神经内分泌肿瘤

1.什么是胃神经内分泌肿瘤?

　　胃神经内分泌肿瘤是指起源于神经内分泌细胞的恶性肿瘤,是胃恶性肿瘤中比较少见的一种,根据肿瘤细胞是否分泌激素可分为功能性和非功能性神经内分泌肿瘤,胃神经内分泌肿瘤多属于非功能性神经内分泌肿瘤。胃神经内分泌肿瘤根据肿瘤细胞的增殖活性,可分为 G1 级、G2 级、G3 级。其中,G1 级、G2 级增殖活性较低,称为高分化神经内分泌肿瘤;G3 级增殖活跃,称为低分化神经内分泌肿瘤,又称"神经内分泌癌"。

2.胃神经内分泌肿瘤有什么症状?

　　胃神经内分泌肿瘤与胃癌一样,没有特异性临床症状,常表现为上腹部不适与疼痛、呕血、黑便等。强化 CT 和磁共振等影像学检查亦无法区分胃神经内分泌肿瘤和胃癌。神经内分泌肿瘤的诊断主要依靠胃镜和病理活检,突触素(Syn)和嗜铬素 A(CgA)是神经内分泌肿瘤的特异性标志物,对活检组织进行免疫组化染色可以确诊。另外,在确诊神经内分泌肿瘤后,还需要明确肿瘤的增殖活性,以确定肿瘤分级,主要通过核分裂象数或 ki67 阳性指数进行评估:①G1 级:低级别,核分裂象数 1/10 高倍视野或 ki67 指数≤2%。②G2 级:中级别,核分裂象数 2/10～20/10 高倍视野或 ki67 指数 3％～20％。③G3 级:高级别,核分裂象数＞20/10 高倍视野或 ki67 指数＞20％。G1 级、G2 级称为神经内分泌肿瘤,恶性程度偏低,而 G3 级则被称为神经内分泌癌,恶性程度高,预后差。

3.胃神经内分泌肿瘤需要手术治疗吗?

胃神经内分泌肿瘤的治疗方式主要根据肿瘤的大小、分级以及分期而定。对于直径不足 1 厘米的 G1 级、G2 级胃神经内分泌肿瘤,可以尝试在胃镜下行黏膜下剥离术(ESD)。根据术后的病理结果明确切缘,如切缘阳性未达到根治要求,则需追加外科根治性手术;如切缘阴性,则需密切随访复查;对于直径超过 1 厘米,肿瘤多发,或 G3 级神经内分泌肿瘤,且影像学评估可行根治性切除的患者,则需行标准的根治手术。对于不可切除的肿瘤或合并远处转移的神经内分泌肿瘤,则需行内科治疗,最常用的药物为奥曲肽等生长抑素类药物以及依维莫司、舒尼替尼等靶向药物。

4.胃神经内分泌肿瘤术后是不是和胃癌一样,也需要化疗?

G1 级、G2 级胃神经内分泌肿瘤恶性程度偏低,治疗效果相对较好。因此,无论是胃镜下 ESD 切除还是外科手术根治性切除,常常不需要后续内科治疗,仅需密切随访复查;而 G3 级神经内分泌癌因恶性程度高,预后差,因此,即使经外科根治性切除后,仍需后续内科治疗,常以生长抑素类药物治疗为主,并需密切随访复查。

5.胃神经内分泌肿瘤严重吗?

胃神经内分泌肿瘤根据分级不同,治疗效果差别较大。G1 级、G2 级胃神经内分泌肿瘤恶性程度偏低,在手术切除后常预后较好,但仍有复发风险,因此,术后需密切随访。对于不可切除的 G1 级、G2 级胃神经内分泌肿瘤,则治疗效果大打折扣,内科治疗往往只能控制或延缓肿瘤进展,无法实现肿瘤治愈的目的。G3 级胃神经内分泌癌恶性程度较高,常伴发远处转移,即使手术切除后联合内科治疗,复发概率仍较高,且复发时间短。

胃淋巴瘤

1.胃淋巴瘤是恶性肿瘤吗?

胃淋巴瘤是指起源于胃淋巴结或淋巴组织的恶性肿瘤,约占胃恶性肿瘤的 $3\%\sim5\%$,发病率仅次于胃癌。根据发病部位不同,胃淋巴瘤可分为原发性胃淋巴瘤和继发性胃淋巴瘤,人们常说的胃淋巴瘤是指前者。与淋巴瘤一样,胃淋巴瘤也可分为霍奇金淋巴瘤和非霍奇金淋巴瘤,前者比较少见,占比不足 5%。非霍奇金胃淋巴瘤主要有胃弥漫性大 B 细胞淋巴瘤(45%)和黏膜相关胃淋巴组织边缘区 B 细胞淋巴瘤(50%)两种,前者恶性程度较高且侵袭性高,后者属于低度恶性的惰性淋巴瘤,无明显侵袭转移倾向。

2.胃淋巴瘤有哪些常见症状?

胃淋巴瘤与胃癌、胃神经内分泌肿瘤一样,缺乏特异性临床症状,常表现为上腹部疼痛不适、反酸、恶心、黑便、呕血等。值得注意的是,几乎所有胃淋巴瘤患者均存在幽门螺杆菌感染。强化 CT 和磁共振等影像学检查亦无法区分胃淋巴瘤和胃癌,诊断主要依靠胃镜检查及超声内镜检查,组织病理活检是确诊最常用的手段。因淋巴瘤在胃黏膜面的表现不像胃癌,无明显溃疡,胃镜直视下取活检的确诊率并不高,且肿瘤多呈肿块型,超声内镜检查及其引导下的穿刺活检可明显提高胃淋巴瘤的确诊率,但并不是所有的淋巴瘤均可在胃镜或超声内镜下获得确诊,这时可能需要手术切除后的病理确诊。

3.胃淋巴瘤应如何治疗?

与胃癌不同,手术切除并不是胃淋巴瘤的首选。胃淋巴瘤的治疗方式主要有药物治疗、放疗、化疗和外科手术治疗等,主要取决于淋巴瘤的分期和恶性程度。几乎所有的胃淋巴瘤均与幽门螺杆菌感染有关,早期低度恶性胃淋巴瘤在抗幽门螺杆菌治疗后可明显缩小,肿瘤可于 4~6 个月后消退,有效率可达 $60\%\sim70\%$。对于抗幽门螺杆菌治疗无效或抗菌治疗后仍有肿瘤残留的患者,常首选放疗。另外,化疗对胃淋巴瘤的效果亦较明显,对于放疗无效或存在放疗禁忌的胃淋巴瘤患者,可选择化疗。因此,药物治疗联合放化疗是目前胃淋巴瘤最常用的治疗手段。手术治疗常常应用于合并出血、梗阻或穿孔的胃淋巴瘤,以及存在放化疗禁忌的患者,手术方式参照胃癌根治术。

胃肠间质瘤

1.格列卫是什么?

前段时间热映的电影《我不是药神》很是火爆,也让观众认识了一种治疗白血病的药物——格列卫,格列卫还是胃肠间质瘤的特效药。其实,"格列卫"是药物甲磺酸伊马替尼的商品名,是治疗胃肠间质瘤的靶向药。胃肠间质瘤是胃肠间叶源性肿瘤,胃肠道的管壁包括黏膜、黏膜下层、肌层和浆膜,黏膜的上皮细胞发生恶性肿瘤就是我们常说的胃癌、肠癌;非上皮细胞发生肿瘤,多称为间叶源肿瘤,其中,胃肠间质瘤起源于胃肠黏膜肌层或固有肌层,是最常见的胃肠道间叶源性肿瘤。

2.胃肠间质瘤都会长在哪里呢?

胃肠间质瘤是最常见的胃肠道间叶源性肿瘤,发病率低,约占所有消化道肿瘤的 $1\% \sim 3\%$。胃肠间质瘤最常发生于胃,占 $60\% \sim 70\%$,其次好发于小肠,占 $20\% \sim 30\%$。约有 10% 的胃肠间质瘤发生于结直肠,另有极少部分胃肠间质瘤可见于食管、网膜和肠系膜等部位。

3.胃肠间质瘤有什么症状吗?

较小的胃肠间质瘤常常无明显临床症状,随着肿瘤增大,逐渐出现腹痛、腹部不适、腹部包块等表现。当间质瘤于胃肠黏膜面出现溃疡时,患者可出现黑便、呕血等消化道出血表现。另外,发生于肠道的胃肠间质瘤向肠腔内生长时,随着肿瘤逐渐增大,患者可表现出腹痛、腹胀、肛门停止排气与排便等肠梗阻表现,但大部分患者常无明显临床症状,而是于健康查体或诊治其他疾病时偶然发现。不同于起源于黏膜层的胃癌可以直接通过胃镜取病理活检而确诊,胃肠间质瘤主要位于黏膜下的黏膜肌层或固有肌层,胃镜下常表现为黏膜隆起性病变,取病理活检比较困难。因此,超声内镜是主要的检查手段,还可以借助超声内镜引导穿刺取活检。此外,强化 CT、磁共振等影像学检查可帮助我们发现向胃肠腔外生长的胃肠间质瘤,并能明确肿瘤是否累及周围组织器官,以及有无肿瘤远处转移。

4.胃肠间质瘤是恶性肿瘤吗?

胃肠间质瘤应视为具有恶性潜能的肿瘤,属于交界性肿瘤,极少发生淋巴结转移,部分可通过血行转移。临床上以危险度分级评估胃肠间质瘤的恶性程度,胃肠间质瘤的危险度分级与肿瘤部位、大小、细胞核分裂象和有无破裂有关。胃肠间质瘤一般预后较好,手术治疗是目前胃肠间质瘤最重要的治疗手段,术后应根据危险度分级决定是否行辅助治疗。一般来说,极低风险及低风险的胃肠间质瘤常被认为是良性肿瘤,手术后一般不需要治疗;中度风险胃肠间质瘤属于低度恶性,手术后需口服格列卫治疗,复发风险较低;而高度风险的胃肠间质瘤恶性程度较高,手术后即使口服格列卫,复发或转移的风险仍较高。

胃肠间质瘤危险度分级

肿瘤大小/厘米	核分裂/50HPF	原发肿瘤部位	危险度分级
<2.0	≤5	任意	极低
	6~10	任意	中
2.1~5	≤5	任意	低
	6~10	胃	中
		非胃	高
5.1~10.0	≤5	胃	中
	6~10	非胃	高
		任意	高
>10	>10	任意	高
任意	任意	肿瘤破裂	高

5.胃肠间质瘤吃格列卫就能治好吗?

与白血病不同,胃肠间质瘤的治疗以手术治疗为主。虽然格列卫对大多数胃肠间质瘤有特效,但对于用药的时机有严格要求。格列卫主要用于中高风险胃肠间质瘤的术后治疗,另外,对于术前评估难以彻底切除的胃肠间质瘤,可以尝试术前伊马替尼替代疗法,类似于胃癌的新辅助化疗,通过口服格列卫使本来不能手术的患者获得手术机会,降低手术风险,增加根治肿瘤的机会。

6.是不是格列卫对所有的胃肠间质瘤都有效果?

虽然格列卫被视为胃肠间质瘤的特效药,但并不是对所有的胃肠间质瘤都有疗效，这与胃肠间质瘤的基因类型有关。因此，在口服格列卫之前，建议对胃肠间质瘤行基因检测。格列卫对于 Kit 基因外显子 11 存在突变的胃肠间质瘤治疗效果最佳，Kit 基因外显子 9 存在突变的次之，对于 Kit 基因无突变的野生型胃肠间质瘤效果不佳，而对于 PDGFRA D842V 突变的胃肠间质瘤，则不建议使用格列卫，因为这类肿瘤在治疗的最初 6 个月内会出现进展或复发。对于格列卫治疗无效或者治疗过程中进展的胃肠间质瘤患者，可尝试舒尼替尼治疗；而对于伊马替尼和舒尼替尼治疗均失败的胃肠间质瘤患者，可尝试使用瑞戈非尼治疗。值得注意的是，此两类患者的预后均较差。

7.治疗胃肠间质瘤需要长期吃格列卫吗？

根据不同的危险度分级，胃肠间质瘤患者所需要的治疗时间亦不同。对于中度风险的胃肠间质瘤患者，术后需格列卫辅助治疗 1 年，而高度风险的患者则需要辅助治疗 3 年。术中一旦出现肿瘤破裂，无论危险度分级如何，均需要常年口服格列卫治疗。另外，对于无法手术治疗的患者，则需要长期口服格列卫控制肿瘤的发展。肿瘤进展或者患者无法耐受不良反应时，需要调换舒尼替尼或者瑞戈非尼。格列卫最常见的不良反应为水潴留（表现为四肢及颜面部水肿）、皮疹、乏力，还有部分患者会出现恶心、呕吐、腹泻及消化不良等消化道反应，以及失眠、头痛等神经系统症状。

8.胃肠间质瘤能治好吗？

虽然手术治疗是目前胃肠间质瘤最重要的治疗手段且治疗效果最好，但并不是所有的胃肠间质瘤患者都可以接受手术治疗。对于肿瘤彻底切除的患者，五年生存率可达到 $50\%\sim65\%$，而对于高度风险患者，术后复发转移率可高达 $55\%\sim90\%$。对于复发转移的患者，五年生存率仅为 25% 左右。

对于影像学检查评估已浸润至周围器官，难以彻底切除或存在远处转移的胃间质瘤患者，可以尝试术前伊马替尼替代疗法，即通过口服伊马替尼使肿瘤缩小或消除转移灶，使患者获得手术机会。当然，仍有部分患者无法通过伊马替尼替代疗法获得手术机会，这类患者也只能通过口服药物延缓肿瘤的进展，直至耐药性出现或患者无法耐受不良反应而停药，此类患者五年生存率不超过 35%，总生存期为 $9\sim12$ 个月，预后较差。

9.胃间质瘤手术需要切胃吗？

胃间质瘤的主要治疗方法是切除肿瘤，因为胃间质瘤几乎不通过淋巴转移,所以不需要清扫淋巴结,并且亦不像胃癌手术那样切除胃大部或全胃,胃间质瘤仅需要切除肿瘤周围1厘米范围的正常胃壁,因此多采用胃部分切除的手术方式。当然,对于特殊部位的胃间质瘤,如靠近贲门或幽门,局部切除后有可能会导致贲门或幽门狭窄,则需进行贲门或幽门成形术,甚至行胃大部切除术;对于肿瘤巨大,累及大部分胃的胃间质瘤,甚至需要行全胃切除术。

10.胃间质瘤手术后是否会有不适感?

绝大多数的胃间质瘤患者仅需行胃部分切除术,贲门及幽门均不受影响。因此,患者术后胃肠道功能恢复理想,饮食及功能与术前基本一样。而对于特殊部位的胃间质瘤,行胃大部切除术或者因肿瘤巨大行全胃切除时,则与胃癌手术一样,患者术后会出现胃部不适、反酸、烧心、反流等不适症状。

十二指肠疾病

1.十二指肠疾病都有哪些?

十二指肠最常见的疾病为十二指肠溃疡,经过内科治疗多可治愈,但容易复发,有时甚至因出现穿孔、出血或者梗阻而需要外科手术治疗。除了溃疡,临床上还可见到十二指肠憩室、十二指肠淤滞综合征等良性疾病,以及十二指肠间质瘤、十二指肠癌等肿瘤性疾病,因十二指肠位置深在、固定,且周围毗邻胰腺、胆管等重要脏器。因此,十二指肠疾病在外科处理时均比较困难。

2.为什么有些十二指肠肿瘤患者会出现黄疸?

临床上经常出现不明原因皮肤发黄的黄疸患者,检查发现并不是胆管的疾病导致,而是由于十二指肠疾病累及或者堵塞了十二指肠乳头导致胆汁的排泄受阻而出现黄疸,最常见的原因为十二指肠肿瘤性疾病。而对于此类患者,往往需要外科手术治疗,并且常常涉及胆管十二指肠吻合或者胰管十二指肠吻合术,甚至行胰十二指肠切除术,因此,此类患者常常需要至肝胆外科或者胰腺外科接受治疗。

3.什么是十二指肠淤滞症?

十二指肠淤滞症是指因各种原因引起的十二指肠阻塞,以致食物通过十二指肠受阻,阻塞部位近段十二指肠扩张而引起的综合征,最常见的原因是肠系膜上动脉压迫十二指肠水平部所致,因此又称为"肠系膜上动脉压迫综合征"。十二指肠淤滞症的主要临床表现为十二指肠梗阻,表现为进食后上腹部饱胀、疼痛,随后出现恶心呕吐,呕吐量较大,呕吐后症状缓解。本病突出的特点为症状与体位有关,仰卧位时由于向后压迫而致症状加重,而俯卧位、膝胸位、左侧位可使症状缓解。呕吐严重时可伴有脱水和电解质失衡,梗阻症状长期反复发作可导致患者出现消瘦、贫血等营养不良表现。

4.什么人容易得十二指肠淤滞症?

十二指肠淤滞症的发生与十二指肠、肠系膜上动脉和腹主动脉三者的解剖特点密切相关。在正常情况下,十二指肠位于腹主动脉及其向前的分支——肠系膜上动脉的夹角之中,十二指肠的前方为斜行的肠系膜上动脉,其后为腹腔动脉和脊柱,通过血管造影正常人夹角为 30°～42°,当肠系膜过长过短,内脏下垂,脊柱前倾以及肠系膜上动脉本身的变异等均可造成肠系膜向下牵拉,使夹角变小,从而压迫十二指肠的水平部,形成肠管的狭窄,而出现十二指肠梗阻症状。十二指肠淤滞症可发生于任何年龄,但以消瘦的中青年女性或长时间卧床者多见。

5.十二指肠淤滞症患者应做哪些检查?

十二指肠淤滞症的诊断多需要与幽门梗阻鉴别。与幽门梗阻不同的是,十二指肠淤滞症的病程较长,且症状呈周期性发作,改变体位(俯卧、胸膝位)后症状可缓解,更重要的是十二指肠淤滞症患者的呕吐物内含有胆汁,这是与幽门梗阻患者最典型的不同。除了症状之外,患者需要做一些辅助检查以明确诊断,最常用的是上消化道 X 线钡剂造影,无症状时多无异常发现,而在症状发作时,通过造影可以看到十二指肠压迫征象,胃和十二指肠第一、第二段扩张,钡剂于十二指肠水平部呈纵行刀割样阻断,在近段十二指肠内徘徊,可在十二指肠停留 6 小时以上,而改变体位(俯卧、胸膝位)后,钡剂即能进入空肠。另外,B超或者血管造影观察到肠系膜上动脉与腹主动脉夹角缩小时亦可做出诊断。

6.十二指肠淤滞症应如何治疗? 治疗效果如何?

十二指肠淤滞症的发生是由于解剖结构的异常所导致,因此,单纯内科对症治疗并不能从根本上解决问题。十二指肠淤滞症患者常常消瘦明显,内脏脂肪较少,并且随着病程的进展,患者的消瘦越发明显,进而症状愈加严重,进入恶性循环。因此,对于早期出现症状的患者需要及时干预,通过少食多餐,卧床休息,多采用俯卧、胸膝位体位等方法,在缓解症状的同时,增加体重和内脏脂肪的含量,内脏脂肪的增加可扩大肠系膜上动脉与腹主动脉夹角,进而避免十二指肠压迫的出现。然而,多数患者内科治疗效果不理想,症状仍旧反复发作,最后往往需要外科手术治疗,较常用的手术方式为十二指肠(降段)空肠侧侧吻合术或 Treitz 韧带松解术,多数患者的症状可经外科手术治疗得到缓解。

7.十二指肠憩室是什么?

十二指肠憩室是指各种原因导致的部分十二指肠壁向肠腔外凸出所形成的囊袋状突起。根据形成原因不同可分为原发性和继发性十二指肠憩室,前者主要是由于先天性发育异常所致,憩室壁与正常肠壁完全相同,又称为"先天性憩室"或"真性憩室";后者是由于后天性因素如十二指肠溃疡瘢痕或慢性胆囊炎粘连牵拉、肠腔内压力增高等原因所致,憩室壁内肌层常常消失,又称为"后天性憩室"或"假性憩室"。十二指肠憩室多数没有临床症状,多是在行胃镜检查、上消化道造影时无意发现。十二指肠憩室出现症状时多是由并发症所致,并发憩室炎时常表现为上腹部隐痛不适,常常无规律性,奥美拉唑等抑酸药常常无效;当憩室内充满食物而膨胀,压迫十二指肠时,会出现恶心、呕吐等梗阻症状,呕吐后症状缓解,呕吐物内含有胆汁;当憩室累及十二指肠乳头时,则可能引起梗阻性胆管炎、胰腺炎或黄疸等症状。当憩室并发溃疡出血时,则可能出现呕血、黑便等上消化道出血表现;此外,极少数憩室会出现穿孔,则表现出腹痛、发热、腹肌紧张等腹膜炎症状。

8.十二指肠憩室需要治疗吗?

十二指肠憩室常常无明显临床症状,多数不需要特殊治疗,除非是在出现并发症时。憩室炎常常采用抗生素、抑酸药、解痉药等对症治疗;憩室并发出血时,常常采用抑酸药、止血药、禁饮食等对症保守治疗,但值得注意的是,当并发呕血等大出血症状时,则需急症内镜止血、血管介入栓塞或外科手术治疗;憩室压迫十二指肠出现梗阻症状时,常常采用禁饮食、胃肠减压、体位引流等手段,待症状缓解后再逐渐恢复饮食;当憩室影响十二指肠乳头出现胆管炎、胰腺炎、黄疸或并发穿孔时,常常需要外科治疗。外科治疗最理想的方式为憩室切除术,憩室较小者可行憩室内翻缝闭术,但由于十二指肠的特殊位置及解剖结构,单纯切除或内翻术常难以实现,这就需要行十二指肠憩室旷置术,即胃部分切除术联合 Billroth Ⅱ 式吻合术。

小肠疾病

1.小肠会长肿瘤吗?

小肠肿瘤的发病率很低,仅占所有胃肠道肿瘤的 3% 左右,其中多数为良性肿瘤,常见腺瘤、平滑肌瘤、脂肪瘤、血管瘤等,小肠恶性肿瘤的发病率极低,常见的是小肠间质瘤和小肠癌。小肠肿瘤的临床表现很不典型,肿瘤较小时常常无临床症状,并且诊断较困难,常常出现延误诊断及治疗的情况。CT、B 超、磁共振等影像学检查常常难以发现小肠肿瘤,小肠镜是最可靠的诊断手段。临床上,小肠肿瘤常常在引起梗阻、出血或穿孔等并发症时才被发现。

2.小肠肿瘤一定要做手术吗?

由于小肠肿瘤的诊断率较低,良恶性的鉴别诊断亦较困难,并且多是在出现梗阻、出血或穿孔并发症时才被发现。因此,一旦确诊小肠肿瘤,常常建议手术治疗。对于良性肿瘤及间质瘤,常常采用小肠部分切除的方式,而对于小肠癌则需要切除距离肿瘤 5~10 厘米范围内的正常小肠,以及扇形切除相应肠段系膜。值得注意的是,小肠癌的预后比较差。

3.与胃间质瘤相比,小肠间质瘤有什么特殊表现?

不同于胃间质瘤,小肠间质瘤的诊断率较低,尤其是肿瘤较小且无明显症状的小肠间质瘤,常常难以被发现,小肠间质瘤多在出现梗阻、出血等并发症时才被发现,这是小肠间质瘤与胃间质瘤最明显的不同。小肠间质瘤与胃间质瘤的治疗方式基本一致,按照胃肠间质瘤的危险度分级制定治疗方案。

4.什么是小肠憩室?

小肠憩室是指由于先天发育不良或肠腔内压力增高等原因致小肠壁薄弱处向外膨出形成的盲囊,先天性小肠憩室最多见,获得性憩室罕见。其中最常见的小肠憩室是 Meckel 憩室(梅克尔憩室),常发生在距回盲瓣 1 米的范围内,空回肠憩室的发病率较低。小肠憩室常无明显临床症状,除非出现并发症时,则可出现各种不同的症状,憩室并发出血是最常见的并发症,常表现为黑便或便血等症状;当憩室并发穿孔时,常表现出腹痛、发热、腹肌紧张等腹膜炎症状。此外,当憩室向肠腔内翻转,形成肠套叠,或以脐带为轴心旋转,发生小肠扭转时,均可引起肠梗阻,出现腹痛、腹胀、恶心、呕吐等症状。

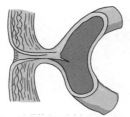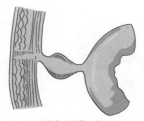

Ⅰ:卵黄管连通肚脐与小肠　　　Ⅱ:随着发育卵黄管逐渐闭合

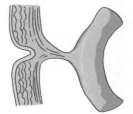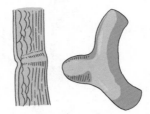

Ⅲ:随着发育卵黄管逐渐闭合　　　Ⅳ:卵黄管逐渐消退但肠残端未闭合
小肠与肚脐不再连通　　　　　　形成盲袋,即Meckel憩室

Ⅰ~Ⅳ:Meckel憩室（梅克尔憩室）形成过程

5.小肠憩室需要治疗吗?

小肠憩室通常不需要治疗,除非出现出血、梗阻或穿孔等并发症。治疗方式以外科手术为主,多因并发症问题而需急诊手术,常用的手术方式为憩室切除术、憩室内翻术,甚至需要小肠部分切除术。近些年,随着小肠镜技术的发展,可尝试小肠镜下憩室内翻套扎术。

6.什么是短肠综合征?

短肠综合征是由于不同原因的小肠广泛切除术导致的小肠有效吸收面积减少而引起的临床症候群,多是由于肠系膜血管栓塞或血栓形成、急性肠扭转或外伤等原因导致的大范围小肠切除等造成小肠保留过少,主要表现为腹泻、水电解质紊乱和营养障碍。病情的严重程度和预后与残留小肠的长度、部位,以及是否保留回盲瓣有关。根据切除部位不同,短肠综合征常可分为3型,分别是空肠造口型（Ⅰ型）、小肠结肠吻合型（Ⅱ型）、小肠小肠吻合型（Ⅲ型）。Ⅰ型是指仅保留部分空肠并行空肠造口术,是病情最严重的一种,常常需要依赖静脉营养（肠外营养）维持营养;Ⅱ型是指切除大段小肠及部分结肠,不保留回盲瓣,小肠和结肠做吻合,由于存在肠道的代偿作用,此型病情要好于Ⅰ型,但大多数患者仍无法完全脱离肠外营养;Ⅲ型是指切除大段小肠,小肠和小肠做吻合,保留回盲瓣,此型预后最好,经过肠道的功能代偿后,常不需要长期依赖肠外营养。

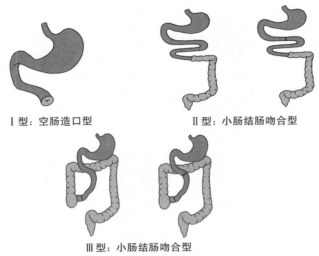

Ⅰ型:空肠造口型　　　　Ⅱ型:小肠结肠吻合型

Ⅲ型:小肠结肠吻合型

Ⅰ～Ⅲ型:短肠综合症的分型

7.该如何治疗短肠综合征?

短肠综合征是由于小肠有效吸收面积减少而出现腹泻、水电解质紊乱和营养障碍,其治疗以内科对症治疗为主。根据小肠切除术后的时间,短肠综合征的临床表现不同,相应的治疗策略亦不同。小肠切除术后1～3个月为急性期,主要表现为大量腹泻,并出现严重的脱水及电解质紊乱,此时的治疗主要是控制腹泻,维持水、电解质平衡;术后3个月至1年左右为适应期,主要表现为腹泻明显减轻,营养不良性消瘦时的治疗主要是在保证足够营养摄入的前提下,逐步由肠内营养代替肠外营养,并早日恢复经口进食;术后1年称为维持期,病情趋于稳定,主要表现为营养不良,此时的治疗主要是保证足够的营养,以经口进食为主,必要时补充肠外营养。另外,优化饮食可改善水电解质平衡和患者的营养状态,对于Ⅱ型和Ⅲ型短肠综合征,推荐少食多餐,能量以碳水化合物、蛋白质为主。但应注意,糖摄入过多会加重腹泻,因此需限制糖的摄入。

此外,对于保守治疗无效的短肠综合征,可以考虑外科手术,外科治疗的目的是通过增加肠吸收面积或减慢肠运输时间(延缓食糜排空),增加小肠的吸收能力。减慢肠运输的手术方式有小肠肠段倒置术、结肠间置术等,增加肠表面积的手术方式有小肠缩窄延长术。如条件允许,还可以尝试小肠移植术。

(张光永　于文滨　朱健康　闫治波　魏猛)

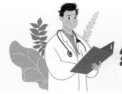

结直肠肛门外科疾病

基础问题

1.结直肠在什么位置？

结直肠是人体消化道的一部分,分为升结肠、横结肠、降结肠、乙状结肠和直肠。①升结肠长 12～20 厘米,位于右侧腹部。它从回肠的末端开始,与回肠之间有一个叫回盲瓣的结构。升结肠的起始部分被称为盲肠,阑尾在此与盲肠相通。②横结肠长约 50 厘米,起始于结肠肝曲的位置,终止于结肠脾曲。它呈弓形向下悬垂于上腹部,可以下垂到脐周甚至脐下。③降结肠长 25～30 厘米,起始于结肠脾曲,沿着左侧腹部下行,然后移行为乙状结肠。④乙状结肠长度变异很大,平均长度为 25～40 厘米,位于左下腹。⑤直肠长 12～15 厘米,起自第 3 骶椎水平上,向上续接乙状结肠,向下续为肛管。男性直肠位于膀胱、精囊腺、前列腺后方,女性直肠位于子宫及阴道后方。肛管是消化道的末端,与直肠以齿状线为界。

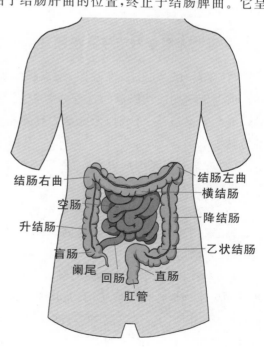

2.结直肠有什么作用?

(1)吸收水分、电解质和维生素:结肠可以吸收水分、电解质、部分维生素以及其他物质,如氨和胆汁酸等。结肠内部有大量的绒毛状结构,这些结构极大增加了结肠黏膜的表面积,提高了与肠内容物接触的面积,增强了结肠吸收水分和电解质的功能。此外,结肠还能吸收 B 族维生素和维生素 K。

(2)分泌黏液:结肠具有分泌黏液的功能,其中的杯状细胞分泌黏液,有助于保护黏膜、润滑粪便,防止肠壁受到损伤,防止细菌穿透黏膜进入血液。

(3)促大便成型、储存和排泄:小肠内容物通过结直肠时,结直肠通过其吸收功能使粪便减少水分,形成固体状。然后,这些粪便通过结肠的运动逐渐送至直肠,最终通过肛门排出体外。直肠主要起到贮存粪便的作用。

(4)肠道菌群的作用:结直肠内存丰富的肠道菌群,这些细菌具有合成 B 族维生素和维生素 K 的能力,并被人体吸收利用。细菌依赖食物残渣生存,同时,分解未被消化吸收的蛋白质、脂肪和碳水化合物。这些物质包括造成粪便臭味的苯酚、甲基吲哚和硫化氢等,以及其他对人体有害的成分。可溶性膳食纤维能够加速这些有害物质的排泄,缩短它们与结肠的接触时间,具有预防结直肠癌的作用。

3.哪些人需要做电子肠镜检查?

(1)年龄 45 岁以上:在我国,结直肠癌的高发年龄为 50 岁以上,但由于结肠息肉逐渐演变成结肠癌的过程通常需要 5～10 年,因此建议在 45 岁时就开始筛查。无论是什么性别,无论是否有异常或不适症状,都应该考虑进行电子肠镜筛查。

(2)有结直肠息肉病史:结直肠息肉与肠癌有密切关系。因此,对于有结直肠息肉病史的人,建议进行电子肠镜检查。

(3)长期有高脂肪、高盐等不健康饮食习惯,吸烟、酗酒个人史:不健康的饮食习惯、吸烟和酗酒会增加肠道健康风险,因此也是需要进行电子肠镜检查的人群,以预防潜在问题。

(4)存在排便不畅等不适感:肠道内存在肿瘤可能影响其功能,导致排便异常。如果出现慢性便秘或腹泻,尤其是近两年经常出现,每年出现两个月以上,每次持续一周以上,建议及时进行电子肠镜检查。另外,如果发现排便时出现黏液血便,也需要引起重视,需要与内痔出血进行区分。不适感可能是结直肠癌的早期征兆,及早发现有助于及时治疗。

4.什么是肠道菌群失调? 怎样治疗?

肠道菌群相互制约、互相依存,形成生态平衡。这个平衡对于维护肠道健康至关重要。然而,当机体内外环境发生变化,尤其是在长期使用广谱抗生素的情况下,敏感的细菌被抑制,未受抑制的细菌则有机会大量繁殖,这就导致了肠道菌群失调。正常的生态平衡被打破,产生了病理性的菌群构成,引发了临床症状,这就是肠道菌群失调症。

对于肠道菌群失调,治疗的关键在于恢复生态平衡。推荐以下治疗方法:

(1)饮食调整:通过合理的饮食,包括增加膳食纤维,促进益生菌的生长。

(2)抗菌药物:在结直肠外科医生的指导下使用合适的抗菌药物,以抑制条件性致病菌的过度生长。

(3)益生菌制剂:补充益生菌,帮助恢复有益菌的数量和种类。

(4)益生元制剂:提供有益菌所需的营养,促进它们的生长。

(5)中医和中药:中医和中药在调整肠道功能和促进菌群平衡方面有一定的作用,可以根据具体情况选择适合机体的中药治疗。

肠道菌群失调的治疗需要综合考虑病因和症状,因此,建议在结直肠外科医生的指导下进行相应治疗,以恢复肠道的生态平衡。

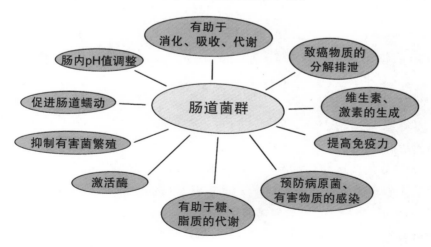

5.为什么查体需要进行肛诊? 什么情况下不能肛诊?

肛诊又称"直肠指诊",是一种常见的医学检查方法。通过视诊和指诊肛门

和末端直肠区域,结直肠外科医生可以最直观地评估患者末端直肠和肛门的健康状况。患者若出现以下情况,可能需要进行肛诊:

(1)大便习惯改变:症状包括排便困难、排便不尽感、排便频率增多等。

(2)大便带血:肛诊可以帮助结直肠外科医生初步估计出血的来源,如痔、肛瘘、直肠息肉或肿瘤等。

(3)肛周脓肿、痔、肛瘘:肛诊是检查这些问题的一种有效方法,可以直接评估病变程度。

尽管肛诊是一种有用的检查方法,但在某些情况下可能存在禁忌证,不宜进行肛诊。以下是一些可能的禁忌证:

(1)肛门直肠狭窄:肛门直肠狭窄会使肛诊难以进行。

(2)急性感染或剧烈疼痛:如在肛裂、脓肿等急性感染或剧烈疼痛的情况下,患者难以耐受肛诊,应当避免。

(3)直肠穿孔可能或严重精神性疾病:当怀疑直肠穿孔或存在无法耐受肛诊的严重精神性疾病时,需要慎重考虑是否进行肛诊。

(4)妇女月经期间:在女性月经期间,可酌情推迟肛诊时间。

肛诊是一种帮助结直肠外科医生了解肠道健康状况的重要方法,但在一些特定情况下需要慎重考虑,以确保患者的安全和舒适。如果您有上述症状或需要进行肛诊,建议咨询结直肠外科医生,以获取专业建议。

便秘

1.为什么会便秘? 怎样预防便秘?

便秘是一种常见的肠道问题,以下是一些可能导致便秘的常见原因以及相应的预防措施:

(1)不良的饮食习惯可能导致便秘,如饮食不足、膳食纤维摄入不足。保持良好的饮食习惯,摄入足够的食物并保证均衡营养是预防便秘的关键。

(2)生活习惯改变,如不规律的生活作息、工作外出和旅游可能引发便秘。预防措施包括养成良好的生活习惯,尽量保持规律的生活作息。

(3)水分流失过多,如大量出汗、呕吐、腹泻、失血等,可能导致便秘。为防止身体失水,应保持足够的水分摄入。

(4)社会与心理因素,如工作压力大、长时间不运动、心理压力等,也是便秘的原因。积极面对压力、保持身心健康并定期运动可有助于预防。

（5）药物不良反应可能抑制肠道神经活动，影响正常食物吸收。在使用药物时，应注意了解不良反应，必要时咨询结直肠外科医生以调整治疗方案是预防药物引起便秘的措施。

（6）肠道器质性疾病，如肠道肿瘤、炎症等，可能影响肠胃蠕动，定期进行体检并及早治疗潜在的肠道问题是预防的手段。

（7）肠道外器质性疾病，如腹腔内大肿块压迫、脊髓与神经根病变、甲状腺机能减退等，也可能引发便秘。根据疾病情况采取相应的治疗方案，并定期检查身体健康是预防的关键。

通过了解这些原因，并采取相应的预防措施，可以有效减少便秘的发生。如果便秘问题持续或加重，建议及时就医，寻求专业建议。

2.得了便秘需要手术吗？

对于便秘患者，药物治疗是首选方法，如缓泻剂或益生菌等。部分患者在药物治疗后症状能够明显改善。但在一些情况下，手术治疗可能成为有效选择：①长期用药效果不佳：一些患者可能对长期用药反应不佳，无法获得持久的症状缓解，患者可以到医院影像科进行结肠传输实验，以明确便秘的程度，必要时采取手术干预。②器质性便秘：某些患者考虑成人巨结肠的可能，需要在腹部 CT 明确后进行手术治疗。

总体而言，手术治疗对于便秘的应用主要取决于患者的具体情况和病因。在考虑手术治疗之前，结直肠外科医生通常会评估患者的病史、症状严重程度以及其他治疗的效果。术前术后的全面医学评估是确保手术治疗安全有效的关键。如果有便秘问题，建议咨询结直肠外科医生以获取个性化的治疗建议。

肛周脓肿

1.什么是肛周脓肿？

狭义的肛周脓肿通常指发生在肛门后方或侧方皮下间隙的急性脓肿，可能与肛门附近的感染有关。而广义的肛周脓肿则包括直肠肛管周围软组织及其周围间隙的急性化脓性感染，可以发生在多个部位，如肛周皮下间隙、坐骨肛管间隙、盆骨直肠间隙、直肠后间隙、直肠黏膜下、肛管括约肌间等，可能涉及多个解剖结构。

无论是狭义还是广义的肛周脓肿,都属于急性感染性疾病,可能引起局部疼痛、肿胀等症状。及时的医学评估和治疗对于缓解症状和预防复发至关重要,如果出现相关症状,建议尽早就医以获取专业建议和治疗。

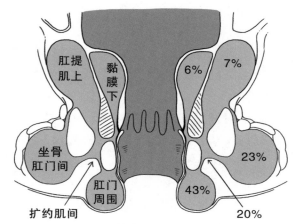

肛周脓肿好发部位:

肛门周围脓肿(43%), 坐骨肛门间脓肿(23%)
括约肌间脓肿(20%), 肛提肌上脓肿(7%)
粘膜下脓肿(6%), 其他部位脓肿(1%)

2.如何治疗肛周脓肿?

当患者被确诊患有肛周脓肿时,脓肿切开引流是主要的治疗方法。这个手术的方式会因脓肿的具体位置而有所不同,以下是不同脓肿部位的手术方式:

(1)肛周皮下间隙脓肿:在局部麻醉下,可以在波动最为显著的地方做放射状切口,与肛门呈放射状。不需要填塞伤口,以确保引流通畅。

(2)坐骨肛管间隙脓肿:在腰麻或骶管麻醉下进行。在压痛最为显著的地方,使用粗针头进行穿刺,将脓液抽出。做一平行于肛缘的弧形切口,可以选择置管或放置油纱布条进行引流。

除了手术治疗外,还可以采取其他方式来缓解患者的症状:

(1)抗生素治疗:针对感染,使用敏感的抗生素有助于控制脓肿的症状。

(2)温水坐浴:温水坐浴可以缓解不适感,促进伤口愈合。

(3)局部理疗:对于术后局部伤口,一些局部理疗方法有助于减轻疼痛和不适。

(4)口服缓泻剂或液体石蜡:这些药物有助于减轻排便时的疼痛,降低对受伤处的刺激。

　　总体而言,脓肿切开并充分引流是一个重要的治疗步骤,能够有效处理直肠肛管周围脓肿,提高患者的康复水平。患者应及时就医,以便结直肠外科医生进行专业的诊断和制定治疗计划。

痔

1.痔分为哪几种?

　　痔是一种常见的直肠疾病,可以根据其所在部位分为内痔、外痔和混合痔。
　　内痔发生在齿状线的近端,是由肛垫的支持结构、静脉丛以及动静脉吻合支发生病理性改变引起的。外痔由齿状线远端皮下静脉丛的病理性扩张或结缔组织增生引起。混合痔是内痔和外痔相互融合的一种情况。
　　痔疮症状包括出血、肿物脱出、肛门不适、潮湿和瘙痒感。及时就医并接受专业治疗可以有效缓解症状,提高生活质量。调整饮食和生活习惯也有助于预防和减轻痔疮的发生。

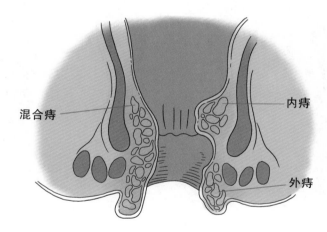

2.痔有哪些症状?

　　(1)内痔:它主要表现为肛垫充血、增生、肥大和移位,常导致出血和脱出。间歇性便后出现鲜血是常见症状。通常情况下,在未发生血栓、嵌顿或感染时,一般不会引起明显的疼痛。
　　(2)外痔:它主要症状包括肛门不适、潮湿不洁,有时伴有瘙痒感。
　　(3)混合痔:它表现为同时存在内痔和外痔的症状。

3.痔应怎样治疗?

痔以非手术治疗为主,手术治疗主要应用于非手术治疗无效或不适宜的情况。内痔可根据其严重程度划分为四个等级:①内痔Ⅰ度:便时带血、滴血或手纸带血,便后出血可自行停止,无痔脱出。②内痔Ⅱ度:排便时有痔脱出,便后可自行还纳,可伴有出血。③内痔Ⅲ度:排便、久站、咳嗽、劳累、负重时痔脱出,需用手辅助还纳,可伴有出血。④内痔Ⅳ度:痔脱出后不能自行还纳或还纳后又脱出,可伴有出血。

在非手术治疗中,注射疗法和胶圈套扎疗法是主要的治疗方法:注射疗法适用于治疗Ⅰ、Ⅱ度的出血性内痔,效果较好。胶圈套扎疗法可用于治疗Ⅰ、Ⅱ、Ⅲ度内痔。

手术治疗仅限于非手术治疗失败或不适宜的患者,常用的手术方法包括痔单纯切除术、吻合器痔上黏膜环切钉合术、血栓外痔剥离术等。手术治疗的选择需根据患者的具体情况来决定。

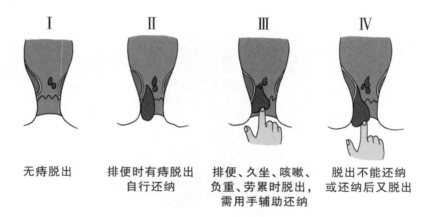

Ⅰ	Ⅱ	Ⅲ	Ⅳ
无痔脱出	排便时有痔脱出自行还纳	排便、久坐、咳嗽、负重、劳累时脱出,需用手辅助还纳	脱出不能还纳或还纳后又脱出

肛裂

1.肛裂有什么症状?

肛裂是形成于肛管皮肤层的小溃疡,通常由齿状线下的肛管皮肤层裂伤引起。肛裂呈梭形或椭圆形,沿肛管纵轴平行,经常伴随剧痛,是一种比较常见的肛肠疾病。典型的临床症状包括剧痛、便秘和出血。疼痛经常呈周期性,主要在排便时出现。在排便时,神经受到刺激,患者会感到肛管烧灼样或刀割样疼痛。便后几分钟,疼痛会缓解。然后,由于肛门括约肌的收缩痉挛,再次引起剧痛。这种症状可以持续半小时到数小时,称为括约肌挛缩痛,直至括约肌疲劳松弛后疼痛逐渐缓解。

2.肛裂应怎样治疗?

治疗肛裂的主要原则是解除括约肌痉挛,止痛,帮助排便,中断恶性循环,促使局部愈合。

(1)坐浴:排便后进行高锰酸钾坐浴,使用浓度为 1∶5000 的溶液,有助于保持局部清洁。

(2)口服药物:口服缓泻剂或液体石蜡可使大便变得松软、润滑,有助于保持大便通畅。

(3)局部治疗:对肛裂局部进行麻醉后,采用侧卧位扩肛治疗(但复发率较高)。

(4)手术治疗:对于无法通过非手术治疗缓解症状或不适宜非手术治疗的患者,可考虑手术治疗,包括肛裂切除术及肛管内括约肌切断术。但需注意,手术可能引起大便失禁的并发症。

肛裂的治疗方案应根据患者具体情况制定,综合考虑各种治疗手段,以达到有效缓解症状和促进愈合的目的。

肛瘘

1.肛瘘分为哪几种?

肛瘘是一种发生在肛管周围的肉芽肿性管道,由内口、瘘管和外口三部分组成,可以根据瘘管的位置和与括约肌的关系来进行分类。

(1)根据位置高低:低位肛瘘,瘘管位于外括约肌深部以下。高位肛瘘,瘘管位于外括约肌深部以上。

(2)根据与括约肌关系:①肛管括约肌间型(70%):瘘管位于内外括约肌之间。②经肛管括约肌型(25%):瘘管穿过外括约肌、坐骨直肠间隙。③肛管括约肌上型(4%):瘘管在括约肌间向上延伸,越过耻骨直肠肌,向下穿透肛周皮肤。④肛管括约肌外型(0.5%):瘘管自会阴部皮肤向上经坐骨直肠间隙和肛提肌,穿入盆腔或直肠。⑤其他少见类型(0.5%)。

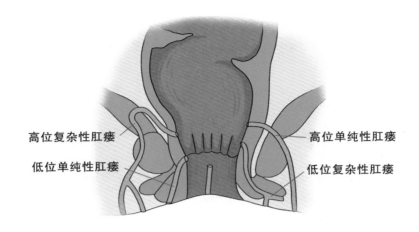

高位复杂性肛瘘　　　　　　　　　　高位单纯性肛瘘

低位单纯性肛瘘　　　　　　　　　　低位复杂性肛瘘

2.肛瘘应如何治疗？

肛瘘很少能够自愈,因此需要采用不同的治疗方法,以下是一些常见的治疗方式:

(1)堵塞法:使用0.5%甲硝唑和生理盐水冲洗后,通过外口注入生物蛋白胶,然而这种方法的治愈率较低。

(2)手术治疗:瘘管切开术,适用于低位肛瘘。

(3)挂线疗法:适用于有内外口的低位或高位单纯性肛瘘,或作为复杂性肛瘘的辅助治疗。

(4)肛瘘切除术:适用于低位单纯性肛瘘。

选择治疗方式应根据患者的具体情况,以期望有效缓解症状并促进局部康复。

直肠脱垂

1.为什么会得直肠脱垂？

直肠脱垂是指直肠壁的部分或全部向下位移,其病因与多种因素相关:

(1)解剖因素:肛提肌和盆底筋膜薄弱和无力,常见于发育不良的幼儿、营养不良者以及年老体弱者。直肠周围组织对直肠的固定和支持作用减弱,常见于骶骨弯曲度过小、过直的小儿,以及因手术、外伤损伤导致肛门直肠周围肌肉或神经受损等情况。

（2）腹压增加：便秘、腹泻、前列腺肥大、排尿困难、多次分娩等因素均可导致腹压增加，从而引发直肠脱垂。

（3）其他因素：内痔、直肠息肉等也可能诱发直肠脱垂。

2.直肠脱垂该怎样治疗？

（1）幼儿直肠脱垂：主要采用非手术治疗方法，因为幼儿骨骼和肌肉系统尚未完全发育，有望通过保守治疗取得好的效果。

（2）成人的黏膜脱垂：多采用硬化剂注射治疗，这是一种非手术治疗方法，可通过注射硬化剂促使黏膜固定，达到治疗效果。

（3）成人的完全性直肠脱垂：主要采用手术治疗，其中结直肠部分切除联合直肠悬吊固定术是一种疗效较好的方法。手术可以修复薄弱组织，重新固定直肠，从而纠正脱垂问题。

选择合适的治疗方法应根据患者的具体情况和病情程度，以期获得最佳疗效。

家族性肠息肉病

1.家族性肠息肉病是什么病？

家族性肠息肉病（FAP）是一种与遗传因素有关的疾病，其病因与 5 号染色体长臂上的 APC 基因的突变有关。这一基因的变异是该病的致病原因。

（1）发病特点：家族性肠息肉病的特点是在婴儿期并没有息肉的出现，通常在青年时期开始出现。患者的直肠和结肠常常布满腺瘤，而相对较少累及小肠。

（2）遗传因素：这种疾病与家族遗传有关，患者在遗传信息中携带有 APC 基因的突变。这使得他们更容易发展出多发性息肉，增加了结直肠癌的发生风险。

（3）癌变倾向性：家族性肠息肉病的患者存在较大的结直肠癌发生倾向。如果不进行治疗，几乎所有患者都将在平均年龄约 39 岁时发展为结直肠癌。

（4）预防和治疗：①基因检测：若家族中存在该病患者，可以通过基因检测来了解个体是否携带致病基因。这有助于进行早期干预和治疗。②息肉切除：一旦诊断出家族性肠息肉病，通常采取息肉切除的治疗方法，以减少结直肠癌的发生风险。严重者需行全结肠切除术。

了解家族性肠息肉病的遗传基础和临床特点为预防和治疗提供了有益的信息。家族中存在此类遗传疾病的个体应及早进行相关检测和咨询,以确保及时的医疗干预。

肠梗阻

1.为什么会得肠梗阻?

肠梗阻是一种常见的肠道问题,分为机械性肠梗阻、动力性肠梗阻和血运性肠梗阻。

(1)机械性肠梗阻:机械性肠梗阻是由各种原因引起的肠腔狭小或不通,是导致肠内容物无法通过的常见类型。肠梗阻发生的常见原因包括:肠外因素如粘连带压迫、疝嵌顿、肿瘤压迫等,肠壁因素如肠套叠、炎症性狭窄、肿瘤、先天性畸形等,肠腔内因素如蛔虫梗阻、异物、粪块或胆石堵塞等。

(2)动力性肠梗阻:动力性肠梗阻可分为麻痹性和痉挛性两类,是由于神经抑制或毒素刺激导致肠壁肌运动紊乱。这会使肠蠕动失常或肠管痉挛,导致肠内容物不能正常运行,但肠腔并没有器质性狭窄。麻痹性肠梗阻较为常见,常见于腹腔手术后、腹部创伤或弥漫性腹膜炎患者。痉挛性肠梗阻较为罕见,可能发生在急性肠炎、肠道功能紊乱或慢性铅中毒患者。

(3)血运性肠梗阻:血运性肠梗阻是由于肠系膜血管栓塞或血栓形成,导致肠管血运障碍,使肠失去蠕动能力,肠内容物停滞。虽然肠腔没有阻塞,但可能迅速出现肠坏死,处理方法与动力性肠梗阻有所不同。

2.肠梗阻有什么症状?

肠梗阻是一种常见的肠道疾病,不同原因引起的肠梗阻可能表现出一些共同的临床症状,了解这些症状有助于及时识别并采取合适的医疗干预。

(1)腹痛:机械性肠梗阻是阵发性绞痛性质。若有剧烈的持续性腹痛,则应警惕绞窄性肠梗阻。麻痹性肠梗阻无阵发性腹痛,只有持续性胀痛或不适。

(2)呕吐:高位梗阻的呕吐出现较早,呕吐较频繁,吐出物主要为胃及十二指肠内容。低位小肠梗阻的呕吐出现较晚,初为胃内容物,后期的呕吐物为积蓄在肠内并经发酵、腐败而呈粪样的肠内容物。若呕吐物呈棕褐色或血性,则是肠管血运障碍的表现。麻痹性肠梗阻时，呕吐多呈溢出性。

（3）腹胀：发生在腹痛之后，其程度与梗阻部位有关。高位肠梗阻腹胀不明显，但有时可见胃型。低位肠梗阻及麻痹性肠梗阻腹胀显著，遍及全腹。腹壁较薄的患者常可见肠管膨胀，出现肠型。结肠梗阻时，如果回盲瓣关闭良好，梗阻以上肠袢可成闭袢，则腹周膨胀显著。腹部隆起不均匀对称，是肠扭转等闭袢性肠梗阻的特点。

（4）排气排便停止：完全性肠梗阻发生后，肠内容物不能通过梗阻部位，梗阻以下的肠管处于空虚状态，临床表现为停止排气排便。但在梗阻的初期，尤其是高位，其下面积存的气体和粪便仍可排出，不能误诊为不是肠梗阻或是不完全性肠梗阻。某些绞窄性肠梗阻，如肠套叠、肠系膜血管栓塞或血栓形成，则可排出血性黏液样粪便。

3.肠梗阻应怎样治疗？

（1）胃肠减压：使用鼻胃管减压，通过持续的负压吸引，减少胃肠道内积聚的气体和液体，减轻肠腔膨胀。这有助于恢复肠壁的血液循环，减少肠壁水肿，从而缓解梗阻。同时，减压还能降低腹内压，改善因膈肌升高引起的呼吸循环障碍。抽取的引流液还可以帮助确定梗阻部位和是否存在绞窄。

（2）纠正水、电解质紊乱和酸碱失衡。

（3）抗感染：肠穿孔或肠道菌群移位可能引起严重感染，致病菌通常来自肠道。根据肠道细菌的分布特点，可选用敏感的抗菌药物。此外，腹压升高可能导致膈肌升高，影响肺部气体交换，可能引发肺部感染。

（4）抑制胃肠道液体分泌：适当使用制酸药物甚至生长抑素等，有助于减少胃肠道内液体的分泌量，减轻梗阻症状。

（5）其他对症治疗：包括解痉、镇静、镇痛等治疗方法。

在患者进行保守治疗时，如果症状没有显著缓解，同时出现肠绞窄和感染性中毒休克表现，应在积极进行抗休克治疗的同时，考虑立即进行手术治疗。及时的治疗对于肠梗阻的恢复至关重要。

结直肠癌

1.为什么会得结直肠癌?

结直肠癌又称"大肠癌",在我国乃至全世界,该疾病都是十分常见的消化道恶性肿瘤疾病,临床上以直肠癌更为常见。在我国,结直肠癌的发病率和病死率在全部恶性肿瘤中分别居第二位和第五位,其中,城市远高于农村,且结肠癌的发病率上升显著。多数患者在确诊时已属于中晚期。

结直肠癌的发生受到多种因素的综合影响,主要包括以下几个方面:

(1)饮食因素:低纤维、高脂、高蛋白饮食可能导致结直肠癌发生。这种饮食模式会增加粪胆酸、前列腺素等物质的产生,改变肠道菌群,并引起更多自由基的生成,从而提高结直肠癌的患病率。此外,缺乏微量元素和维生素也是患结直肠癌的危险因素。

(2)遗传因素:遗传因素在结直肠癌的发病机制中起到重要作用。家族性腺瘤息肉病是一个重要的遗传性因素,该病患者100%会发展为结直肠癌。此外,有结直肠癌家族史的人,其结直肠癌的风险比正常人高4倍。

(3)化学致癌物质:亚硝胺及其化合物是结直肠癌的重要化学致癌物质。食物中的甲基芳香胺,尤其是在油煎和烘烤过程中产生的这些物质与肠癌的发生密切相关。此外,胆汁酸和胆固醇在肠道厌氧菌群的作用下也可生成多种化学致癌物质。

(4)消化道疾病:患有溃疡性结肠炎、克罗恩病、大肠腺瘤、直肠息肉的患者,后期患结直肠癌的概率增加。

(5)生活方式:吸烟是一个明确的致癌因素,与结直肠腺瘤的发生有密切关系。研究还表明,肥胖与结直肠癌发病率密切相关。长期情绪紧张也是结直肠癌的危险因素。

(6)寄生虫:患有血吸虫病也被认为是结直肠癌的病因之一,特别是慢性血吸虫病。

此外,长期处于极轻体力活动可能是大肠癌的诱发因素,因为体力活动有助于促进肠道蠕动,帮助粪便排出,减少肠道与粪便中致癌物质的接触时间。

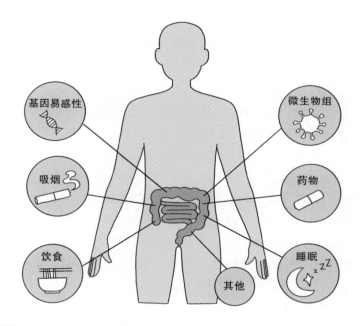

2.结直肠息肉会变成结直肠癌吗？

结直肠息肉是否会癌变取决于它的病理性质。一般来说,腺瘤性息肉包括管状腺瘤、绒毛管状腺瘤和绒毛状腺瘤,是容易发生癌变的类型。其中,绒毛成分越多的息肉,癌变的风险就越高。此外,锯齿状息肉这种特殊类型的息肉也容易发生癌变,而且可能比普通的腺瘤性息肉更早发生癌变。相反,一些单纯的炎性息肉,如感染引起的丝状息肉,即使是成束出现,也通常不会发生癌变。因此,结直肠息肉是否会癌变主要取决于其具体的病理性质。

3.结直肠癌有什么症状？

结肠癌在早期通常没有明显症状,但随着病情发展,患者可能出现以下主要症状:

（1）排便习惯与粪便性状的改变:这通常是最早出现的症状,患者可能表现为排便次数增加,腹泻,便秘,便中带血、脓液或黏液。

（2）腹痛:患者常为定位不确切的持续性疼痛,或者仅为腹部不适或腹胀感。在肠梗阻发生时,腹痛可能加重或呈阵发性。

（3）腹部肿块:其多是瘤体本身,有时可能由梗阻近侧肠腔内的粪便引起。肿块大多坚硬,呈结节状。

（4）肠梗阻症状：一般发生在结肠癌中晚期，可能表现为慢性低位不全肠梗阻，患者主要出现腹胀和便秘，腹部胀痛或阵发性绞痛。患者发生完全梗阻时，症状可能加剧。左侧结肠癌有时可能以急性完全性结肠梗阻为首发症状。

（5）全身症状：由于慢性失血、癌肿溃烂、感染、毒素吸收等原因，患者可能出现贫血、消瘦、乏力、低热等全身症状。在病程晚期，还可能出现肝大、黄疸、水肿、腹水、直肠前凹肿块、锁骨上淋巴结肿大及恶病质等症状。

直肠癌在早期通常没有明显症状，但随着病情的发展，可能出现以下症状：

（1）直肠刺激症状：患者可出现便意频繁，排便习惯改变，包括便前肛门下坠感、里急后重、排便不尽感；晚期可能伴有下腹痛。

（2）癌肿破溃出血症状：大便表面带血及黏液，有时甚至出现脓血便。

（3）肠腔狭窄症状：癌肿侵犯导致肠管狭窄，可能导致大便进行性变细。当引起肠管部分梗阻时，患者可能出现腹痛、腹胀、肠鸣音亢进等不全性肠梗阻表现。

（4）癌肿侵犯周围组织或远处器官引起相应症状：侵犯前列腺、膀胱时，患者可出现尿频、尿痛、血尿；侵犯阴道时，患者可出现异常分泌物。侵犯骶前神经时，患者可出现持续性骶尾部剧痛。

4.大便带血就是结直肠癌吗？

便血并非结直肠癌的独有表现，可能由以下多种原因引起：

（1）肠炎：炎症损害肠道黏膜完整性，导致便中混有暗紫色血和分泌物，伴随肠炎特有症状。

（2）痔：它是常见的便血原因之一，尤其是内痔。内痔引起的便血通常不伴疼痛，而在痔核脱出肛门时，可能出现剧烈的肛门疼痛，血色鲜红。

（3）肛裂：与痔疮引起的便血不同，肛裂引发便血的主要特征是肛周剧烈疼痛，血色鲜红，伴随肛周溃疡，可出现排便时的剧痛。

（4）结直肠癌：其导致的便血血色鲜红或暗红，血丝可能附着在大便表面，中后期可能导致频繁大便，大便中混有脓血。

（5）结直肠息肉：它是良性肠道肿瘤，引起的便血血液不与大便混合，血色鲜红，附着在大便表面，出血量较小，可能伴有脓液。

（6）其他疾病：某些传染病和全身性出血症状，如白血病或尿毒症，也可能导致便血。在检查便血时需要确认是否存在其他部位的出血。

5.如何早期发现结直肠癌?

早期筛查是及早发现和治疗结直肠癌的关键方法,以下是一些推荐的筛查方法和周期:

(1)40岁以上普通人群:①体格检查及肛诊:特别是肛诊,对于直肠癌筛查及诊断至关重要。②大便潜血化验:推荐每年进行一次。③肿瘤指标检查:可定期进行。④电子肠镜检查推荐方案:推荐每5~10年进行一次电子肠镜检查。对于拒绝电子肠镜检查的人,可采用问卷风险评估和粪便免疫化学测试(FIT)进行初筛。初筛阳性者(高危人群或FIT阳性)应进行电子肠镜检查。初筛阳性者或拒绝初筛者可进行多靶点粪便DNA检测。

(2)对于高危人群:①家族史高危人群:若筛查对象有两个一级亲属确诊结直肠癌或进展性腺瘤,建议从40岁开始或比家族中最早确诊结直肠癌的年龄提前10年开始,每5年进行一次电子肠镜检查。②腺瘤性息肉综合征患者或致病突变携带者:建议每年进行一次电子肠镜检查。③林奇(Lynch)综合征家系中携带致病突变者:建议自20~25岁开始每2年进行一次电子肠镜检查,直到40岁,然后每年进行一次电子肠镜检查。

这些筛查方法有助于及早发现结直肠癌,尤其对于高危人群,定期筛查是保持健康的重要步骤。

6.电子肠镜已经发现了结直肠癌,为什么还要做CT检查?

当电子肠镜确诊结直肠癌后,通常需要进行胸腹盆平扫+强化CT检查。电子肠镜检查主要局限于描述肠腔内肿瘤的特征,而CT检查则更全面,能够明确肿瘤在盆腔内的浸润情况,判断肿瘤是否侵犯了临近的器官(如膀胱、子宫及盆壁),同时还可以检查肝、肺等远处器官以及腹主动脉旁淋巴结等远处淋巴结是否存在转移。CT在直肠癌术前分期的判断中具有重要的意义,有助于结直肠外科医生更全面地了解病情,为后续治疗提供有效的参考。

7.结直肠癌应怎样治疗?

结直肠癌的治疗主要以手术切除为主,是一种综合治疗方案,以下是一些常见的治疗方式:

(1)根治性手术:通过手术切除来彻底治疗癌症,包括切除癌肿、淋巴结以及伴行血管。根据不同的情况,结肠癌的根治性手术可以有右半结肠切除术、横结肠切除术、左半结肠切除术和乙状结肠切除术等；而直肠癌则可以采用 Miles 手术、Dixon 手术和 Hartmann 手术等。

（2）姑息性手术：针对晚期结直肠癌，姑息性手术的主要目的是解除痛苦和处理并发症。例如，对于排便困难或肠梗阻的患者，可以进行乙状结肠双腔造口；对于无法控制的肿瘤出血，可以考虑肿瘤姑息性切除。

（3）放疗：利用放射线的聚焦杀灭肿瘤细胞。围手术期的放疗可以增加治愈机会，而姑息性放疗则可以缓解症状。

（4）化疗：选择性杀灭肿瘤。结直肠癌的化疗主要以氟尿嘧啶为基础，通过全身静脉注射进行。

（5）其他：对于具有 MSI-H 的结直肠癌患者，免疫治疗可能是一种敏感的选择。在形成梗阻且无法手术的情况下，可以考虑放置金属支架或肠梗阻导管来减轻梗阻。对于无法手术切除的多发肝转移，可以采用超声或 CT 引导的介入消融来减少病灶。晚期患者需要关注支持治疗，以改善生活质量。

8. 结直肠癌必须要做手术吗？

结直肠癌的治疗通常是以手术为主的综合治疗。然而，治疗方案会根据癌症的早晚期而有所不同。

对于早期结直肠癌，可以选择内镜下行息肉切除术或 ESD/EMR 切除。在确保切缘没有残余癌细胞的情况下，患者可以进行定期复查。这种方法适用于早期病变，通过简单的内镜手术就能有效治疗。

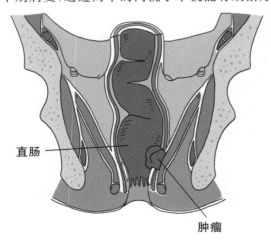

直肠

肿瘤

对于中晚期患者，可以考虑术前新辅助放化疗治疗。这一治疗方案一方面是为了控制局部肿瘤的进展，另一方面是通过全身治疗阻止肿瘤的进一步扩散。有些患者可能会出现肿瘤完全退缩的情况，可以选择继续用药并进行观察。但对于中晚期且有手术条件的患者，仍然建议进行手术治疗。

对于直肠鳞癌的患者，首选治疗方案是放疗。这是因为，针对直肠鳞癌，放疗在治疗中起到了重要的作用。

总体而言，是否选择手术治疗一方面取决于肿瘤的分期，另一方面则与病理类型相关。不同的情况需要采取不同的治疗策略。

9.结直肠癌可以在电子肠镜下切除吗？

结直肠腺瘤或部分 T1 期结肠腺癌可以采用内镜下治疗，适合内镜下治疗的情况包括：①直径为 5～20 毫米的带蒂息肉或无梗息肉。②直径为 5～20 毫米的平坦病变。③直径 10 毫米以上的广基病变，怀疑为绒毛状腺瘤或广基锯齿状腺瘤/息肉。④可疑高级别上皮内瘤变且直径小于等于 20 毫米，预计可以完整切除者。⑤直径 20 毫米以上的黏膜或黏膜下腺瘤。⑥部分 T1 期结肠癌（浸润深度小于 1 毫米）。⑦直径 20 毫米以上的侧向发育型肿瘤。⑧结肠息肉伴有纤维化，且直径大于等于 20 毫米的绒毛状腺瘤。

如果原始评估无法确定或评估结果为阳性（切缘 1 毫米内存在肿瘤或电刀切缘可见肿瘤细胞），并且具有预后不良的组织学特征（包括高级别、血管/淋巴浸润），则建议进行结肠切除术并伴随区域淋巴结清扫术。这有助于更全面地治疗患者，提高治疗效果。

10.结直肠癌腹腔镜手术有什么优点和缺点？

（1）目前，结直肠癌患者采用腹腔镜微创手术，已成为主流和治疗的"金标准"，腹腔镜手术有如下优势：①手术视野更清晰：高清晰度的腹腔镜视野，使手术操作更为精细，有助于血管、神经的保护和淋巴结的彻底清扫。②手术切口小，术后恢复快：手术切口较小，术后恢复快，住院时间短，腹部美容效果好。

（2）腹腔镜手术的缺点：①对患者的基本情况和手术者的技术要求较高。②腹腔镜手术费用相对较高。③对于腹腔内粘连严重及肿瘤情况较复杂的患者，操作难度大，仍需要常规开腹手术。

随着科技的不断发展，腔镜手术设备变得更加先进，特别是机器人手术设备的成熟和应用，使得微创手术的优势更加突出。手术机器人可以提供光学放大 10 倍的高清晰立体视野；可转腕的手术器械可以完全模拟人体手腕，术中操作更灵活。机器人外科手术将成为今后外科技术发展的趋势。

11.结直肠癌患者需要切除多少肠管？

不同位置的结直肠癌需要进行不同的手术切除，具体涉及到的肠管位置和长度有所差异：

（1）盲肠及升结肠癌：需要切除回肠末端 15 厘米、盲肠、升结肠及横结肠右半部分。

（2）左半结肠癌：切除范围包括横结肠左段、结肠脾曲、降结肠。

（3）乙状结肠癌及高位直肠癌（肿瘤下端距离肛缘超过 5 厘米）：需要切除远端距离肿瘤 3 厘米、近端距离肿瘤 10 厘米在内的肠管。

（4）低位直肠癌（肿瘤下端距离肛缘小于 5 厘米）：切除范围包括乙状结肠远端、全部直肠、肠系膜下动脉及其区域淋巴结、全直肠系膜、肛提肌、坐骨直肠窝内脂肪、肛管及肛门周围约 5 厘米直径的皮肤、皮下组织及全部肛门括约肌。

这些切除范围的设定是为了确保彻底切除癌组织，并预防癌细胞扩散到相邻的组织和淋巴结。手术的目标是在确保患者生活质量的同时，最大限度地切除癌症。

12.哪些直肠癌手术不能保留肛门？

并非所有直肠癌都能够保留肛门，是否能够保住肛门需要考虑肿瘤下端距离肛缘的距离。通常情况下，当肿瘤下端距离肛缘大于 5 厘米时，可以考虑保住肛门，而对于肿瘤下端距离肛缘小于 5 厘米的低位直肠癌，则需要切除肛门，并在左下腹部进行永久性造瘘手术。这一决策有助于在治疗的同时维护患者的生活质量。

在直肠癌手术中，有一些规范要求，其中之一是至少切断病变下缘直肠 2 厘米。然而，对于低位直肠癌（距齿状线≤5 厘米），在这个范围内进行保肛手术可能会面临一些挑战。

（1）切缘阳性的风险：由于手术规范的要求，保肛手术在低位直肠癌的情况下，可能会导致切缘阳性的风险增加。切缘阳性意味着手术切除的组织边缘可能存在癌细胞，增加了术后复发的风险。

（2）损伤肛门括约肌和神经：保肛手术涉及直肠周围的解剖结构，包括肛门括约肌和支配该区域的神经。手术中的损伤可能会导致术后大便失禁等功能障碍，影响患者的生活质量。

（3）晚期肿瘤扩大范围：一些晚期直肠癌患者的肿瘤可能已经侵犯了临近组织，导致切除范围扩大。为了保证肿瘤根治性切除，不适合保留肛门。

处理策略：低位直肠癌的情况一般倾向于采取更加安全和有效的手术方式，以确保切缘清晰和避免功能损害。这可能包括切除肛门以保证手术的根治性，并在术后采取适当的康复措施来提高患者的生活质量。结直肠外科医生会根据患者的具体情况来制定个性化的手术方案,以最大限度地保障患者的治疗效果。

13.什么是预防性回肠造口?

预防性回肠造口是出于疾病治疗的需要而进行的一种手术,主要目的是阻止通过肛门进行排便。这一手术通过开放回肠的侧壁或末端,并将其固定于腹壁,而形成一个圆形的临时性排出口,一般位于回盲部 20～30 厘米。

14.为什么需要预防性回肠造口?

(1)疾病治疗的需要:在一些疾病的治疗过程中,为了阻止经过肛门的排便,预防性回肠造口为一种必要的手术选择。

(2)减轻吻合口漏的并发症:预防性回肠造口能够有效减轻吻合口瘘的并发症,有助于患者吻合口更好地愈合,提高患者术后的安全性。

15.预防性回肠造口有哪些并发症?

回肠造口手术可能伴随着一些早期和晚期并发症,了解这些问题有助于更好地处理术后挑战。

(1)早期并发症:①造口周围皮炎和刺激症状:造口周围皮炎或刺激症状是早期并发症中最常见的问题,可能会导致不适感。②脱水和电解质紊乱:回肠肠内容物水分含量较高,脱水伴随电解质紊乱是常见的早期并发症,需要及时处理以维持体液平衡。③坏死或缺血、回缩和感染:在一些情况下,可能发生坏死、缺血、回缩、感染,需要密切监测和处理。

(2)晚期并发症:①造口旁疝:在术后一段时间内,可能出现造口旁疝,需要结直肠外科医生的评估和治疗。②肠梗阻和狭窄:晚期可能发生肠梗阻和狭窄,这可能需要进一步治疗干预。③造口脱垂:一些患者可能有造口脱垂等问题,需要及时干预。

16.预防性回肠造口什么时候可以还纳呢?

回纳时机和延迟考虑:一般来说,直肠肿瘤切除手术后可以在 9～12 周进行回纳。然而,回纳时机可能受到客观条件的限制。术后并发症、辅助化疗、分期高和较高的 ASA 评分与延迟回纳有关。

早期回纳主要是为了避免发生造口旁疝和肠梗阻等并发症,减少长期体液与电解质丢失。延迟回纳的原因可能包括术后发生吻合口漏和需要进行辅助化疗。

综合来看，对早期和晚期并发症的认识以及回纳时机的考虑可以为患者术后治疗提供更加全面的指导。结直肠外科医生会根据患者的具体情况，制定个性化的治疗计划，以最大限度降低手术风险并提高治疗效果。

17.结直肠癌手术后饮食需要注意什么方面？

(1)摄入高热量、高蛋白食物：建议患者增加高热量、高蛋白食物摄入。手术后，患者身体较为虚弱，摄入蛋白质有助于促进创面愈合。此外，选择容易消化、易吸收、低刺激性、低脂肪含量的流食或半流食也是一个好的选择。

(2)规律饮食，少食多餐：饮食要有规律，采用少量多餐的方式，避免暴饮暴食，这有助于更好地满足身体的营养需求，减轻胃肠道负担。

(3)新鲜水果和蔬菜：推荐患者摄入新鲜的水果和蔬菜，但应注意不要过量摄入富含膳食纤维的蔬果，因为这可能加重腹泻的情况。

这些饮食建议旨在提供足够的营养支持，促进康复和愈合，同时避免对胃肠系统造成过大的负担。患者可以根据个体情况和结直肠外科医生的建议进行调整。

18.结直肠癌术后都需要放化疗吗？

结直肠癌患者在术后是否需要放化疗，取决于其病理结果：

(1)Ⅰ期结直肠癌：癌细胞浸润较浅，无淋巴结转移，一般不需要进行放化疗，五年生存率高达 80%～90%。

(2)Ⅱ期结直肠癌：癌细胞浸润较深，但无淋巴结转移。存在高危因素如肿瘤细胞分化差、存在脉管或神经侵犯、术前肠梗阻、清扫的淋巴结数目少等的患者可能需要放化疗。其五年生存率为 60%～70%。

(3)Ⅲ期结直肠癌：存在淋巴结转移。为提高生存率和降低复发率，一般建议患者术后进行约六个月的辅助放疗、化疗。其五年生存率为 30%～70%。

(4)Ⅳ期结直肠癌：术后主要处理并发症如肠道梗阻、出血或穿孔，需尽早进行化疗，以控制肿瘤生长。

以上建议旨在根据病理结果为患者提供个体化的治疗方案，帮助提高生存率和改善生活质量。

19.结直肠癌术后可能会出现哪些问题?

在接受直肠癌手术后,患者可能会经历一些短期并发症和远期并发症,了解这些并发症对患者和结直肠外科医生都至关重要。

(1)术后短期并发症:腹痛或切口疼痛,吻合口出血或腹腔出血,术后发热,吻合口出血和吻合口瘘,手术切口感染,手术切口愈合不良,乳糜漏,排尿困难。

(2)远期并发症:肠道功能紊乱、吻合口狭窄和粘连性肠梗阻、性功能障碍、尿潴留、大便失禁或控便功能障碍。

术后并发症是需要密切关注和及时处理的问题,患者在手术后应积极与结直肠外科医生沟通,共同应对潜在的并发症,提高康复的成功率。

20.结直肠癌容易向哪些器官转移?

结直肠癌主要通过淋巴转移传播,首先影响结直肠壁和结肠旁的淋巴结,然后扩散到肠系膜血管周围和肠系膜根部的淋巴结。此外,它还可能通过血液传播,首先到达肝,其次是肺、骨、脑等器官。

除了淋巴和血行传播,结直肠癌还有直接浸润到邻近器官的趋势。例如,乙状结肠癌和直肠癌常常侵犯膀胱、子宫和输尿管。此外,结肠癌脱落的癌细胞也可能在腹膜内形成新的转移病灶。这种多样的传播方式使得结直肠癌在体内形成多个病变,影响不同的器官。

21.结直肠癌会遗传吗?

结直肠癌具有一定的遗传性,即某些基因的突变可能在家族中传递。因此,癌症患者的直系亲属可能存在患病风险。其中,3%～5%的结直肠癌是由遗传性结直肠肿瘤引起的。

这些遗传性结直肠肿瘤的发生与基因突变有关,进一步了解遗传因素有助于预防和更好地管理相关的家族性结直肠癌。

22.结直肠癌会传染吗?

结直肠癌不是传染病,它是由个体体内的细胞发生基因突变导致的异常细胞生长和繁殖。这种异常细胞的形成是由于个体体内的基因发生了变异,使得对正常细胞的生长控制失常。免疫系统通常难以识别和清除这些异常细胞,从而导致肿瘤的形成。

与传染病不同,肿瘤本身并不具有传染性。传染通常是指病原体(如细菌、病毒等)通过外界因素在个体之间传播,而结直肠癌是由个体自身细胞的内部变异引起的,不会通过接触或空气传播给其他人。

23.结直肠癌能被治愈吗?

结肠癌进行根治切除手术后,五年生存率在 60%～80%,而直肠癌的生存率则在 50%～70%。特别是在早期或 I 期的患者,根治性手术切除肿瘤后,五年生存率可高达 90%以上。预后受到许多因素的影响,主要包括肿瘤的 TNM 分期,分期越晚预后越差,而肿瘤的分化程度越高则预后越好。

此外,组织病理学和各种组学信息也为评价预后提供了临床证据支持,包括肿瘤沉积、血清 CEA 水平、肿瘤退缩评分、环周切缘、淋巴管血管侵犯、神经周围侵犯、微卫星不稳定、*KRAS* 与 *NRAS* 基因突变、*BRAF* 基因突变等。

除了这些因素外,肿瘤的生物学特性以及术后辅助治疗,如辅助放化疗,也会影响预后。肿瘤的敏感度、患者的生理状况、免疫力情况,以及年龄、术前病程、家族史等因素都与预后有一定关系。因此,在评估预后时,需要考虑多个方面的因素。

24.结直肠癌患者应如何复查?

(1)复查的频率:① I 期患者(初期):每 6 个月复查一次,共需进行 5 年。②Ⅱ～Ⅲ期及Ⅳ期转移瘤 R0 切除患者(中晚期及转移阶段):每 3 个月进行一次,持续 3 年,随后每 6 个月进行一次至术后 5 年,5 年后每 1 年进行一次复查。

(2)复查的内容:①体格检查(肛诊):术后可能出现吻合口狭窄,肛诊对于吻合口偏低的患者非常重要。肛诊可直接触及,有利于诊断,同时也可进行吻合口扩张治疗。②血液学检查:术后短期内,由于肠道结构改变及功能性因素,患者可能出现一定程度的营养吸收障碍和代谢紊乱。因此,建议进行血常规、肝肾功能和电解质检查。③肿瘤指标检查:测量肿瘤指标如 CEA、AFP、CA-199、CA-125 等。虽然存在假阳性情况,但在一定程度上有助于评估肿瘤复发及远处转移情况。④影像学检查:a.肝脏超声或腹部盆部平扫 CT:结直肠癌易发生肝转移,超声是安全便捷的排除方法。如果情况允许,建议进行 CT 平扫检查,以评估患者吻合口及是否存在转移病灶。b.腹部、盆部强化 CT:每年一次,或在肿瘤指标及肝脏超声提示异常时进行。强化 CT 可更明确地显示肝转移灶。c.盆腔 MRI:建议直肠癌患者每年进行一次。直肠周围组织结构复杂,MRI的清晰度更高,诊断更为明确。d.PET/CT:仅用于临床怀疑肿瘤复发者,不作为常规复查项目。⑤电子肠镜检查:每年至少一次,直视下观察吻合口情况,评估肠道内是否有复发或新发病灶,必要时取活检进行病理学检查。

（王可新　王延磊　郭炜）

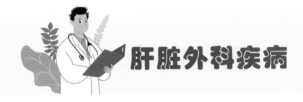

肝脏外科疾病

肝脏的一般知识

1.肝在人体的左边还是右边?

好多人想知道肝脏在人体的右侧还是左侧,具体位置在哪。其实,肝脏在人体的右边,呈不规则的楔形,右侧钝厚而左侧扁窄,借助韧带和腹腔内压力固定于上腹部,其大部分位于右侧肋骨下。

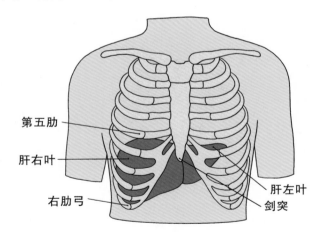

第五肋

肝右叶

右肋弓

肝左叶

剑突

2.肝脏是一个什么样的器官?

成年人的肝脏在 1.5 千克左右,是人体中最大的器官,具有强大的再生功能,也是各种器官中少数具有再生功能的器官。一般认为,30%的肝脏就可以生长为一个全肝。这也是活体肝脏移植的基础。

3.肝脏有哪些功能？

（1）解毒功能。有毒物质（包括药物、食物中的农药残留、生活用品中的油漆、色素等）绝大部分在肝脏里被处理后变得无毒或低毒。尤其是当人熬夜的时候，肝脏无法对血液进行充分净化，第二天人的脸色就变得不好看，就是因为没有发挥解毒功能。

（2）代谢功能。人每天摄入的食物中含有蛋白质、脂肪、糖类、维生素和矿物质等各种营养物质，这些物质在胃肠内经初步消化吸收后被送到肝脏，在肝脏里被分解后再次合成人体所需要的物质，经过这个过程之后，摄入的营养物质就变成了人体的一部分。如果脂肪代谢异常，人就会出现肥胖、高血脂、高血压；若糖类代谢异常，人就会得 2 型糖尿病。

（3）分泌胆汁。肝细胞生成胆汁，以帮助食物消化吸收。

（4）造血、储血和调节循环血量的功能。新生儿的肝脏有造血功能，成年后肝脏就像一个仓库，在需要时可以供出一部分血液，为其他器官所用，如一个人发生了消化道大出血，血液容量急剧下降，心、脑、肾经受不住缺血，肝脏就可以帮一些忙。

（5）免疫防御功能。肝脏里有一种数量不少的细胞，叫作库普弗细胞，它既是肝脏的卫士，也是全身的保护神，因为入血的外来分子，尤其是颗粒性的抗原物质，如有机会经过肝脏，就会被这种细胞吞噬、消化，或经初步处理后交给其他免疫细胞进一步清除。另外，肝脏里的淋巴细胞含量也很高，尤其是在有炎症反应时，血液或其他淋巴组织里的淋巴细胞很快就会"赶"到肝脏，解决炎症的问题。

（6）肝脏再生功能。肝脏的再生功能实际上是一种代偿性增生，是肝脏对受到损伤的细胞的修复和代偿反应。肝脏的再生功能极强大，切除

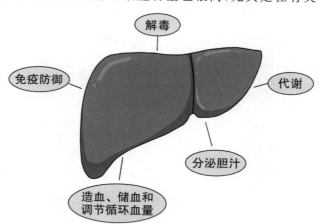

70%～80%肝脏的动物，经过 4～8 周修复，剩余的肝脏最终能再生至原来的肝脏重量。

4.有哪些常见的肝脏疾病?

(1)各种病原体感染:包括病毒、细菌、寄生虫等感染,如最常见的病毒性肝炎,还有如细菌感染引起的肝脓肿、肝结核,寄生虫感染引起的肝吸虫病、阿米巴肝脓肿等。

(2)肝脏占位性疾病:所谓占位,简单来讲就是指非肝脏组织在正常肝脏组织内占据了一定的位置,并可能在其中生长、扩大,大多数可引起肝脏或全身损害。例如,各种良恶性肿瘤、肝囊肿、肝脓肿、肝包虫病、肝血管瘤、肝内胆管结石,等等。

(3)代谢障碍引起的肝脏疾病:脂肪肝。

(4)酒精性肝病:它是由于过度饮酒引起的以肝细胞损害为主的肝病,严重时可发展为脂肪肝、肝硬化。

(5)药物以及其他原因引起的中毒性肝病。

(6)自身免疫性肝病:如红斑狼疮引起的肝炎。

(7)先天性或遗传性肝病:如主要以黄疸为表现的吉尔伯特(Gilbert)综合征,就是一种先天性肝病。其他如多发性肝囊肿、海绵状肝血管瘤等。

(8)肝硬化:它是各种原因长期损害肝脏后,肝脏病的晚期表现,如肝炎后肝硬化、血吸虫病后肝硬化、酒精性肝硬化、淤血性肝硬化(多见于慢性心力衰竭)、原发性胆汁性肝硬化等。

5.如何保护肝脏?

(1)保持正常体重:体重过重会让肝脏工作更辛苦,罹患脂肪肝的概率也会升高。如果全身脂肪减少,肝脏的脂肪也会减少,甚至使肝病患者升高的肝功能指数明显下降。如果不是乙肝或丙肝抗原携带者,一般人肝指数轻度升高多为脂肪肝引起的,理想减重方式就是均衡饮食加规律运动。

(2)远离各种可能受血液污染的器具:避免不必要的输血、打针、穿耳洞、刺青、和他人共享牙刷与刮胡刀等,以及减少接触可能受到血液污染的器具,因为乙肝、丙肝主要通过血液和体液传染,因此与乙肝、丙肝携带者同桌吃饭并不会被传染。

(3)均衡饮食:为求速效减肥,三餐只吃水果,而不吃其他食物,或者是"低糖饮食"——高蛋白、低碳水化合物的饮食组合,饮食不均衡增加肝脏负担。肝脏负责把吃进去的食物转换成身体能量来源。对肝脏来说,把非碳水化合物转化成能量比把碳水化合物转化成能量更吃力。均衡的饮食组合应该是 60％～70％的碳水化合物（如米饭、面食），20％～30％的蛋白质（如肉类、豆类），10％～20％的多元不饱和脂肪（如植物油）。

（4）注意饮食卫生：不喝生水，也不要生食海鲜，因为蛤、蚝以及贝类等容易受到 A 型肝炎病毒感染。如果要到 A 型肝炎高感染区旅游，如东南亚、中南美、非洲等地，最好在出发前注射 A 型肝炎疫苗。

（5）不喝酒：饮酒会提高发生脂肪肝、酒精性肝病的概率，有肝病的人应该完全戒酒。

（6）戒烟：抽烟与罹患肝癌有关，有肝病者应该戒烟。

（7）不乱吃药：吃进去的药物都必须经过肝脏解毒。除了医师处方药，应避免自行服用其他药物，因为服用多种药物容易产生药物交互作用，影响肝脏代谢药物的能力。有肝病的人在就医时，应告知医师目前正在服用的所有药物，以作为医师出具处方时的参考。

（8）注意睡眠时间：成年人的正常睡眠时间为 8 小时，凌晨 1～3 点应进入深睡眠状态，这个时间是养肝血的最佳时间，反之，就会养不足血。因此，我们呼吁尽可能不要熬夜，如果不得已成了熬夜一族，就应摄取更充足的营养来保护自己，使熬夜对身体的伤害减到最小。

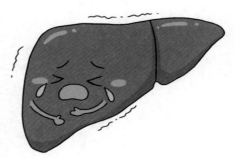

6.有哪些与肝脏相关的检查？

平时，我们到医院体检和肝脏相关的检查主要分为化验检查、影像学检查、病理检查等，具体包括：

（1）化验检查：其主要包括血常规、肝功能、乙肝五项、感染四项、肝纤四项，有时也需要查肿瘤标志物，如甲胎蛋白、癌胚抗原、CA199、CA125 等，部分患者需要查自身免疫抗体。

（2）影像学检查：其主要包括上腹部彩超、CT、MRI 等，部分患者需要行增强扫描或者造影检查。

（3）病理学检查：其主要是针对肝脏内有占位的患者，一般会在彩超引导下做经皮肝脏穿刺活检，有时可以行腹腔镜探查的方法，切除肝内肿物，送大体标本检查，检查期间不能饮用含有酒精的饮品。

7.肝胆彩超能查出什么？

体检中，最常见的肝脏检查是肝胆超声检查，肝胆彩超主要利用超声波的原理，对人体的肝胆系统进行观察。该检查能够明确肝脏的大小、质地，有无结石、肿瘤，胆管有无扩张，胆囊有无肿大，胆囊及胆管内有无结石，胆总管是否正常，有无胆总管囊肿等。例如，我们所熟知的肝胆疾病胆囊结石、肝钙化灶、胆总管结石、肝占位、先天性胆总管囊肿、肝囊肿、脂肪肝、肝硬化等都可以通过肝胆彩超发现。但总体来说，肝胆彩超属于比较初级的检查，仅能对一些疾病进行初步判断。如果需要进一步确诊，往往需要进一步的 CT 或磁共振检查。

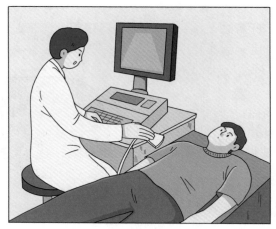

肝胆彩超

8.肝脏穿刺是什么，会很疼吗？

肝脏穿刺主要是为了获取肝脏的病理组织，进行病理学和免疫组化学检查，明确肝脏病变的良恶性，查明肝脏的病变性质，一般在 B 超或 CT 引导下进行，是一种相对比较安全的操作。但相对于影像学检查，如 B 超、CT 和磁共振，肝穿刺是一种有创性的操作，对患者具有一定的创伤，因此肯定会有一定的疼痛感，但穿刺前都会给予局部麻醉药进行穿刺部位的麻醉，以减轻疼痛。因此，在局麻药的作用下，肝穿刺的疼痛感大大减轻，绝大部分人都可耐受。

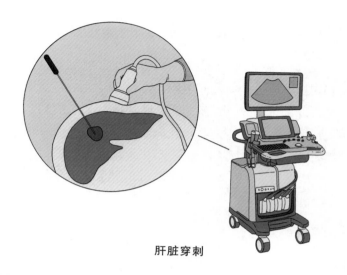

肝脏穿刺

9.为什么肝上会有结节?

好多人体检发现肝上有结节,往往十分担心,其实肝结节有很多种情况,有可能是肝癌,也可能是血管瘤,还可能是一些肝硬化增生结节。因此,发现肝结节后要进一步检查,主要是判断结节的良恶性。判断肝结节的良恶性要询问病史,抽血化验肿瘤性指标,进行强化 CT 或强化磁共振检查。如果具有乙肝病史,肿瘤性指标明显升高,强化 CT 或强化磁共振显示为肝癌的表现,那么这种情况则基本可以确诊为肝癌。反之,则良性可能性大。但有些肝结节通过上述办法仍然无法判断良恶性,这时候则需要进行肿瘤穿刺活检,获取少许肿瘤组织进行病理检查以明确良恶性。

10.检查报告中的"肝低密度影"是什么意思?

体检肝、胆、胰、脾、肾超声检查报告说肝内低密度灶,建议进一步检查,好多人疑惑这是什么病。肝脏的低密度影就是超声检查发现病变的密度低于正常肝实质,可以是很多种疾病的影像学表现,如肝囊肿、局部脂肪浸润、肝血管瘤等。因此,肝脏低密度影一般不能确诊具体疾病,确诊需要进行进一步的检查,如肝脏强化 CT、强化磁共振等,必要时还需要抽血化验相关指标,如甲胎蛋白、CA199 等,如果以上方法还是不能明确诊断,则需要进行肝脏穿刺活检,进行病理学检查来明确诊断。

11.检查报告中的"肝脏回声增粗"是什么意思？

肝实质回声增粗是腹部超声检查的一个术语，正常的肝实质密度比较均匀，颗粒比较小，回声比较均质。如果肝实质有异常情况，如炎症，肝脏内脂肪含量过多，或者是肝脏的纤维化，肝硬化，都可以表现为肝实质回声增粗。但是，单纯的超声表现为肝回声增粗，很难判断是由什么原因引起的。我们需要配合血液检查，包括肝功能检测、肝炎病毒指标的筛查，以及影像学（包括 CT、核磁等）来判断导致肝脏回声增粗的具体原因。同理，单纯的肝脏回声增粗也没有办法进行具体的治疗，只有进一步检查，明确了病因，才能进行下一步具体的治疗。

12.肝脏结节严重吗？

肝脏结节是由于各种因素导致的肝脏纤维组织增生，并且引起肝小梁排列紊乱所形成。当乙肝患者出现严重肝损伤时，就可能会有肝结节的症状出现。单纯的良性结节一般不需要特殊处理，如局灶性增生性结节、肝腺瘤、肝硬化结节等。但是，值得注意的是，需要将良性结节和肝癌区分开来。因此，如果行 B 超查体时发现肝结节，那么患者最好进行肝脏强化 CT 或强化磁共振检查，同时抽血进行甲胎蛋白的检查，明确结节的良恶性，如果是良性结节，则定期密切随访，一旦有恶变倾向则尽早治疗，如果是肝癌，则尽早处理。

13.肝脏结节呈良性的概率有多大？

肝脏结节良性的概率很难笼统地说有多大，需要具体情况具体分析。判断肝脏结节的良恶性要询问患者的病史，抽血化验肿瘤性指标，进行强化 CT 或强化磁共振检查。如果具有乙肝病史，肿瘤性指标明显升高，强化 CT 或强化磁共振显示为肝癌的表现，则基本可以确诊肝癌。反之，则良性可能性大。但有些肝结节通过上述办法仍然无法判断良恶性，这时候则需要进行肿瘤穿刺活检，获取少许肿瘤组织进行病理检查，以明确良恶性。

肝内胆管结石

1.肝脏内会长结石吗？

肝内胆管结石是常见的一种疾病。肝脏内有很多小胆管，肝脏产生的胆汁首先排入这些小胆管,通过小胆管再流入大一点的胆管,通过肝总管排出肝外。因此,任何造成胆汁排出不畅,或胆汁成分改变的因素,如胆管狭窄、胆道感染、高胆固醇饮食等,都有可能导致胆汁内的胆色素和胆固醇沉淀在胆管内,形成结石。结石形成于肝内胆管,则是肝内胆管结石;形成于肝外胆管,则是肝外胆管结石。

2.肝上为什么会长结石?

肝内胆管结石的确切原因不明,不吃早餐、肥胖、缺乏运动、高胆固醇饮食等,都可能与肝内胆管结石形成相关。另外,先天性的胆管发育畸形,如先天性胆管囊肿,也是增加胆管结石发生率的因素之一。还有各种原因造成的胆道感染,如胆肠吻合术后胆道感染,也会增加胆管结石发生的风险。

3.肝内胆管结石患者会有什么症状?

肝内胆管结石患者大多数时间没有症状,一旦出现症状,如疼痛发热,或者怀疑导致肝脏恶变,则建议手术治疗。因为结石在肝内,与肝外胆管结石的治疗方法不一样,肝外胆管结石可以单纯取石,但肝内胆管一般不能单纯取石,而是根据结石在肝内部位的不同,如在左肝还是右肝,来切除不同部分的肝脏,手术方式有开腹手术和腹腔镜手术两种。

4.肝内胆管结石患者要多喝水吗?

大家都知道,多喝水有利于泌尿系结石的预防和治疗。喝水可以使尿液稀释,能加快尿液的排出,把在肾脏中沉淀、积聚的杂物排出体外,减少形成结石的概率,减慢结石变大的速度。同时,大量饮水也可以帮助小结石在下移的过程中顺利排出。但是,这些只是针对泌尿系结石,至于胆系结石,如胆囊结石、胆总管结石以及肝内胆管结石,目前没有证据证明多喝水能起到有效的预防和治疗作用。

5.肝内胆管结石患者可以进行激光碎石治疗吗?

经常有人问这个问题,因为泌尿系结石可以碎石治疗,所以很多患者想当然地认为肝内胆管结石也可以碎石治疗。但实际上,一般情况下,肝内胆管结石不可以进行碎石治疗。其原因如下:①胆管就像一棵树,肝外胆管是树的主干,肝内胆管是树枝,也就是说,与胆外胆管相比,肝内胆管直径很小,胆道镜很难进入肝内胆管,无法进行碎石操作。②因为肝内胆管形成结石往往伴有流出端胆管狭窄,如果不解除狭窄,即使碎后取出,仍然很快会再次形成结石。因此,有症状的肝内胆管结石的治疗一般采用肝脏部分切除的方法进行处理。

6.肝内胆管结石手术是微创吗?

肝内胆管结石手术可以采用微创的方式进行。肝内胆管结石手术治疗一般采用肝部分切除的方法进行处理,根据结石所在部位的不同,切除不同的部位。肝切除的方式有传统的开腹手术和我们现在称为微创手术的腹腔镜肝切除。

肝恶性肿瘤

1.什么是肝癌?

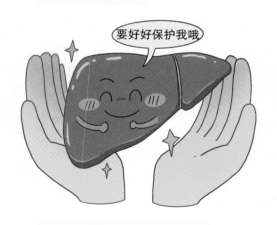

要好好保护我哦

人们往往谈癌色变,关于肝癌,我们首先要知道——什么是肝癌?肝癌就是长在肝脏上的恶性肿瘤,根据不同的分类标准,可分为不同的类型。我们平时所说的肝癌基本上是指原发于肝脏的肝细胞肝癌,这也是临床上最常见的一种原发性肝癌,占所有原发性肝癌的85%～90%。

2.肝癌有哪些临床表现?

一般来说,肝癌早期基本上没有特异性的临床表现,一般都是在查体时发现,到了中晚期会出现右上腹疼痛、消瘦、黄疸、腹部包块等表现。也就是说,单凭有无临床症状无法发现早期肝癌,一旦出现临床症状,意味着患者已经进入晚期,治疗效果很差。因此,大家要养成定期体检的好习惯。

3.什么样的人得肝癌的可能性大?

好多人迫切想知道什么原因会导致肝癌,其实肝癌有自己的高危因素,以下几类人得肝癌的风险要远大于一般人,包括慢性乙肝患者、丙肝患者、酒精性肝硬化患者以及非酒精性脂肪性肝病患者。因此,这几类人要针对自己的原发疾病如乙肝、丙肝等进行规范的治疗,定期进行相应的检查,争取做到肝癌早诊早治。

4.确诊原发性肝癌需要进行哪些检查?

如果怀疑自己得了肝癌,需要进行哪些检查呢? 首先,要抽血化验,行甲胎蛋白水平的测定。甲胎蛋白正常值是 0～40 IU/L,当肝细胞发生癌变时,血中甲胎蛋白的水平急剧升高,最高可以达到几千几万的水平。因此,甲胎蛋白是目前筛查肝癌的一个非常常用的肿瘤标志物。但是,并不是所有的肝癌患者都有甲胎蛋白升高的现象,大概 30％的肝癌患者甲胎蛋白不升高,因此,甲胎蛋白不升高也不能完全排除肝癌。

第二个重要的检查是腹部强化 CT 和强化磁共振。经常有患者问,这两种检查方法哪种更好呢? 其实,这两种检查方式对肝癌的确诊率都很高,为90％～95％,不过磁共振相对于 CT 要略高一点,尤其是对于直径小于 2 厘米的肝癌,磁共振的诊断准确率要明显高于 CT。但是,也不能因此就说所有的肝癌患者都应当做磁共振检查,因为磁共振也有缺点。首先,磁共振的花费要高于CT;其次,等待结果的时间比较长,往往需要等好几天。

如果甲胎蛋白不高,CT 或磁共振又不能确诊怎么办? 这个时候就只能进行肝脏穿刺了。肝脏穿刺即用一个特制穿刺针穿进肝脏,获取部分肿瘤组织进行病理检查,但肝脏穿刺是有创检查,有出血风险,再加上 CT 和磁共振超高的确诊率,所以临床上用得很少。另外,还有其他不太常用的检查,如超声造影和PET-CT。

5.无肝炎者会得肝癌吗?

无肝炎者也有可能得肝癌。根据病理学特点,肝癌分为很多种类型,其中有些类型肝癌的发生和肝炎密切相关,但另外一些类型的肝癌的发生则和肝炎没有关系。肝细胞性肝癌是临床中最常见的一种肝癌,这种肝癌与肝炎密切相关,乙型肝炎以及丙型肝炎会大大增加这种肝癌的发生概率。但是,即使没有乙肝或丙肝,也有肝癌的可能,只不过概率会较低。另外,还有胆管细胞性肝

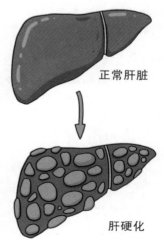

正常肝脏

肝硬化

癌,现在也称为肝内胆管细胞癌;以及其他少见类型的肝癌,如透明细胞型、巨细胞型、硬化型和纤维板层型等,这些肝癌的发生和肝炎关系不大,因此,即使没有肝炎,也有得肝癌的可能,只不过概率较低。

6.肝癌有哪些高危人群?

(1)有肝癌家族病史者。

(2)有 5 年以上肝炎病史或乙肝表面抗原阳性者。

(3)有 5~8 年以上酗酒史以及确诊肝硬化的患者。

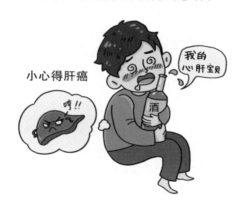

7.肝癌为什么要进行综合治疗?

目前,肝癌的治疗方法有很多,包括手术切除、肝移植、肝动脉化疗栓塞、射频、靶向药物以及免疫治疗等。其中,手术是治疗效果最好的方法。但是,如果只用手术这一种方法治疗肝癌,也存在一些不足:一是部分肝癌患者确诊时已是中晚期,没法再做手术;二是切除以后肿瘤仍有可能复发转移。针对这些问题,我们有没有解决方法呢? 方法是有的,就是在手术的基础上联合其他多种治疗方式进行综合治疗,这样就能有效提高肝癌手术切除率,降低术后复发转移率,改善治疗效果和延长患者生存时间。

8.肝细胞癌有哪些治疗方法,哪种治疗方法最好?

肝细胞癌是最常见的一种肝癌,占肝癌的 90% 左右,老百姓平时所说的肝癌一般是指肝细胞癌。肝癌的目前的治疗方式很多,如手术切除、肝移植、经导管肝动脉化疗栓塞,也就是通常所说的介入,还有射频、放疗、化疗、免疫及靶向药物治疗等。其中,对于有手术机会的患者,手术是最有效的治疗方法;对于不能手术的患者,目前比较常用的方法有介入及免疫靶向药物治疗。但是,总体来说,单一的治疗方法都有其局限性。因此,目前更推荐肝细胞癌患者进行综合治疗。

9.什么是腹腔镜微创手术?

腹腔镜微创手术就是通过在腹部做几个 0.5~1 厘米的小切口,往腹腔内充入气体,建立一个空间,然后将长长的器械伸入腹腔,看着电视屏幕做手术。相对于传统开刀手术,这种手术方式具有刀口小、微创、美容、恢复快的优点,目前已在外科很多领域获得了广泛的应用,如腹腔镜胆囊切除、腹腔镜阑尾切除、腹腔镜胃肠手术等。那么,肝癌手术用腹腔镜的方式来做合适吗? 很多人有这样的疑问,因为在大部分人印象中,腹腔镜更适合做一些手术创伤小、难度低的腹部手术,而肝癌手术是公认的难度大、术中出血风险高的大手术。所以,很多人担心万一术中出血该怎么办,是不是不好止血? 另外,因为腹腔镜是看着屏幕用很长的器械做手术,没有办法用手去感知肿瘤的边界,所以人们认为这样容易导致肿瘤切不干净。

其实,在现有的医疗水平和条件下,除少数特殊情况外,如肝脏肿瘤体积太大、腹腔粘连严重、高龄等,腹腔镜手术在绝大部分情况都是安全可行的。首先,随着手术技术的进步和先进手术器械的应用,腹腔镜下完全可以做到和开腹手术一样的切除、止血、缝合等操作,安全性已经和开腹手术不相上下。其次,腹腔镜下虽然缺少手的触觉,但随着术中超声、荧光染色、3D 肝脏成像、肝段血管阻断等新设备和技术的应用,术者已经能很好地于腹腔镜下划定肝脏切除的范围,保证肿瘤干净彻底地切除。因此,对于适合腹腔镜手术的肝癌患者,我们建议采用腹腔镜方式进行肝癌切除。

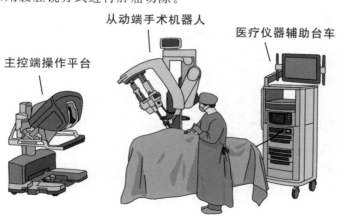

从动端手术机器人

医疗仪器辅助台车

主控端操作平台

10.腹腔镜肝癌切除与传统开腹手术相比,有哪些优势?

腹腔镜肝切除术与传统开腹肝切除术相比,具有较多优势:其进行腹壁手术时切口较小,对患者造成的组织损伤较小;术后患者疼痛程度较轻,患者能及早进行活动;对肠道功能的不良影响较小,术后患者无需太长时间便可进食,极大地促进了健康的恢复,缩短了患者住院时间;采取肝癌根治术的患者术后一般均需要进行序贯治疗,而进行传统开腹手术的患者,术后易发生腹腔内粘连症状,给下一步的治疗制造了困难,而腹腔镜手术创伤小,腹腔内形成粘连相对较少,便于术后采取其他治疗;患者实行腹腔镜手术,对机体免疫功能尤其是具备抗肿瘤效应的细胞免疫产生的影响较小,不妨碍患者尽早进行辅助治疗;术后产生的不良反应较少,另外,对于患有肝硬化门静脉高压并发症的患者,施行该手术能有效降低术后腹水、肝功能衰竭等的发生率。

11.行肝癌切除时,肝脏切除的最大体积比是多少?

一般认为,肝脏部分切除术后,需要 1 年左右的时间,肝脏才能再生。但需要注意的是,肝脏的再生是有一定条件的,比如说切除体积最好不要超过 50%,不过具体要根据病情综合判断,术前需要测量剩余肝体积、进行肝功能检测等。

12.如何使不能手术的肝癌患者获得手术切除的机会?

对于中晚期失去手术机会的肝癌患者,可以先行肝动脉化疗栓塞加靶向药物或免疫治疗,对肿瘤进行降期,使其达到能手术切除的标准。这时,患者就能重新获得手术切除机会,从而延长患者生存期。

13.什么是经肝动脉化学栓塞术(TACE)?

肝癌的介入治疗是 TACE 的俗名。广义的介入术应该也包括肝动脉栓塞、局部消融等。介入治疗前,医生需要通过 CT、MRI 等影像学检查了解患者肝内肿瘤的位置、血供情况。介入治疗中,医生从患者大腿根处的股动脉切开一个小口,在 X 线透视下,将一根导管沿着下腔动脉逆行插到腹腔干动脉直至肝动脉。然后,医生会注射一些造影剂,再次确认肝内肿瘤情况,并寻找可能的更进一步的血管路径,尽量接近肿瘤。之后,医生会将碘油以及抗肿瘤药物注射进肿瘤血管。介入治疗后,患者一般会出现程度不同的疼痛、发热等症状。治疗后一个月左右,患者需复查 CT,以便医生了解疗效,并判断下一步治疗方案。

14.射频消融怎样治疗肝癌?

射频消融是治疗肝癌非常重要的手段,特别是对于早期肝癌,即体积较小的肝癌,治疗效果非常好。一般认为,直径小于 3 厘米的肿瘤,通过肝癌射频消融治疗,可以达到手术切除的效果,五年生存率有时可以达到 50%~60%。肝癌射频消融治疗主要有两种方法:①经皮射频消融,恢复较快,也不用开刀,但是局限于肝脏表面的肿瘤,对于特别靠近血管、特别靠近重要部位的肿瘤,效果并不好;由于它会损伤周围脏器,或者是由于血流把热量带走而导致射频消融不完全,所以对于有些位置的肿瘤,需要开腹或于腹腔镜下进行射频消融;②射频消融治疗对于早期肝癌效果非常好,对于体积较大的肿瘤,也可以选择射频消融治疗,特别是肝硬化患者。由于切除造成残余肝体积不足,会限制切除方法的使用,这时可以选择射频消融治疗,同样也可以达到较好的治疗效果。

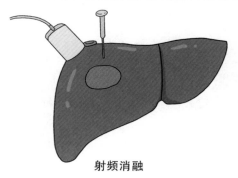

射频消融

肝囊肿

1.什么是肝囊肿?

肝囊肿分为寄生虫性肝囊肿和非寄生虫性肝囊肿,人们所说的肝囊肿一般是非寄生虫性肝囊肿,可分为多发或单发。如果囊肿体积较小,没有压迫到周围脏器组织,没有影响正常肝功能,经过长期的定期复查体积没有增大,则可以不用特殊处理。因为没有治疗肝囊肿的有效药物,所以也不用服用药物。但是,如果囊肿持续增大,压迫到周围的脏器组织,如压迫到胃影响了吃饭,压迫到胆管导致黄疸,这种情况下就需要手术处理,一般采用腹腔镜的方式进行,只需要在腹壁上打几

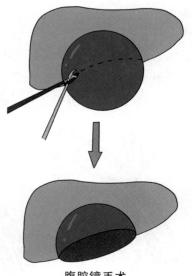

腹腔镜手术

个 0.5～1 厘米的小孔，将囊肿开窗，吸出里面的囊液即可，手术简单，术后恢复快。

2.肝囊肿由什么引起？

（1）先天因素。肝囊肿可遗传，如果胎儿在孕育过程中发生了基因突变，便有可能出现肝囊肿。另外，如果父母有该方面的病史，患上肝囊肿的概率要大许多。

（2）不良的生活习惯。不良的生活习惯是现代人的通病。由于种种原因，休息时间不规律、不良的饮食习惯已然成年轻人的常态，长此以往，便有可能诱发肝囊肿。

（3）体质因素。如果身有囊肿病史，那么患上肝囊肿的概率会大于常人。另外，四十岁以上的中老年人也容易患肝囊肿。

（4）生活环境质量差。若长期吸二手烟或是长时间处在有辐射的环境中，肝脏也容易出问题，诱发肝囊肿。

（5）其他原因。如果本身患有肝病，未及时得到正确治疗，也可能因为感染而导致肝囊肿。

肝血管瘤

1.肝血管瘤危险吗？

肝血管瘤是否危险，取决于血管瘤的体积、位置。一般来说，肝血管是一种良性肿瘤，不会对生命造成危险，如果没有临床症状，一般不需要处理。但是，以下这几种情况有可能会对患者造成危险，需要处理：①肿瘤体积太大，产生了压迫症状，如腹胀、黄疸等；②血管瘤破裂大出血；③诊断不明确的血管瘤；④血管瘤体积增长过快。如果存在以上情况就需要处理，处理方法有手术切除、消融或介入栓塞等。

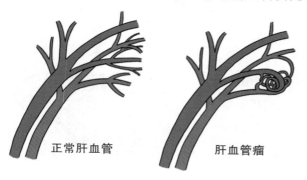

正常肝血管　　　　肝血管瘤

2.肝血管瘤 1 年长 1 厘米严重吗？

这个需要具体问题具体分析,一般来说,肝血管瘤 1 年直径增加 2 厘米才被认为是快速增长。但是,如果血管瘤体积很大,如直径大于 10 厘米甚至15 厘米,在此基础上每年增加 1 厘米,则建议及早处理,因为体积过大的血管瘤会产生临床症状,增加手术难度和风险,或血管瘤位于大血管之间,体积过大也会导致处理困难,这时也应尽早处理。但是,如果肿瘤体积很小,周围没有大的血管和胆管,在这种情况下,肿瘤 1 年直径增加 1 厘米则可暂观察。

3.肝血管瘤患者可以怀孕吗？

既往研究结果显示:性激素可以促使血管内皮细胞的增生、移行乃至形成毛细血管样结构,如怀孕和口服避孕药可使体内雌激素、孕激素水平升高,导致血管瘤生长。因此,怀孕对血管瘤有一定程度的影响。现在有部分观点认为,当准备怀孕的妇女伴有巨大肝血管瘤时(直径大于 10 厘米),因为妊娠可能导致瘤体快速增长而影响胎儿发育或引起破裂出血,因此建议在怀孕前进行血管瘤的手术治疗。

4.单发肝血管瘤如何去除？

第一,进行手术切除,可采用传统开腹手术或腹腔镜手术,将血管瘤完整切除,有时候可能需要切除部分正常肝脏。第二,局部消融,采用消融的办法将血管瘤瘤体破坏,破坏掉的瘤体需要在肝内慢慢机化吸收。第三,TACE,就是通过导管将特殊的药物注射到血管瘤内,破坏其内皮细胞,然后将血管瘤的供血血管栓塞,破坏其营养和血供,使血管瘤慢慢萎缩。

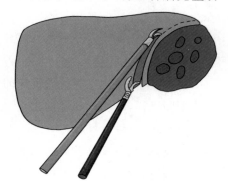

5.患肝血管瘤 50 年了,还能治愈吗？

肝血管瘤能不能治愈与患病年限没有关系,主要与血管瘤的大小、位置有关。如果血管瘤体积很大,靠近大血管,那么处理起来就比较麻烦,手术风险可能会比较大。另外,与患者的身体情况也有一定的关系,如果患者一般情况较差,没法进行相应的手术治疗,可能就没有办法处理。反之,如果肿瘤体积较小,位置较好,一般情况允许,则可以进行相应的治疗。

6.多发性肝血管瘤手术风险大吗?

多发的肝血管瘤手术的风险取决于血管瘤的大小和位置,如果血管瘤体积很大,位置靠近大血管,位于肝脏的深部,多发的血管瘤不局限于肝左叶或肝右叶,这种情况下进行手术就比较复杂,手术风险相对较大。但是,如果血管瘤体积较小,局限于肝脏一叶,且位置比较表浅,这种情况下手术风险就比较小。另外,往往只需要处理体积较大、有症状的血管瘤,对于没有临床症状、体积较小的肝血管瘤,可以不处理而暂观察。

肝硬化门脉高压症系列

1.肝硬化有哪些常见病因?

(1)病毒性肝炎:乙肝病毒和丙肝病毒感染导致肝细胞受损较为常见,随着病情不断进展,纤维组织不断增生和肝脏假小叶形成,导致肝窦变窄,形成门静脉高压。

(2)慢性酒精中毒:西方国家肝硬化的原因往往是长期酗酒,酒精对肝细胞造成直接损伤。

(3)脂肪肝导致的肝硬化:因为肝脏内多余脂肪的长期反复炎症刺激,可以发展为非酒精性肝硬化。

(4)原发性硬化性胆管炎造成的肝硬化:由于肝内胆汁长时间淤积,导致肝细胞不断受损,最终形成肝硬化。

(5)血吸虫性肝硬化:由于血吸虫在门静脉血管发育,堵塞门静脉,导致门静脉高压,引起肝细胞营养不良和肝小叶萎缩,诱发肝硬化。

(6)药物或毒物引起肝硬化:常见的工业原料如四氯化碳、磷、汞慢性中毒,以及患者长期服用异烟肼、甲氨蝶呤等肝毒性药物,可以引起肝硬化。

2.什么是门脉高压症,肝硬化为什么会导致门脉高压症?

门脉高压症是指由门静脉系统压力升高所引起的一系列临床表现,是一个临床病症,为各种原因所致门静脉血循环障碍的临床综合表现,而不是一种单一的疾病,所有能造成门静脉血流障碍和(或)血流量增加的因素,均能引起门脉高压症。门静脉是肝脏入口处的一个较大静脉,负责收集食管、胃、肠、胰腺、胆囊、脾脏的静脉回流血液,输送到肝实质内。血液到达肝脏,进行"来料加工",其中的营养成分得到吸收。门静脉血流丰富,每分钟达1升左右,流出肝脏,注入下腔静脉,回到右心房。当肝硬化发生时,肝小叶纤维化,肝实质变硬,肝内阻力增加,门静脉收集的静脉血液流入肝脏受阻,淤滞在门静脉系统内,形成门静脉高压症。

3.肝硬化门脉高压症有哪些临床表现?

肝硬化门脉高压症表现为消化道症状,有消化不良、饱食腹胀、恶心、背部放射痛、便秘和腹泻时有交替、厌油腻食物、消瘦、肝病面容等。

4.肝硬化为什么会导致腹水?

有以下几种常见的腹水产生的原因:①低蛋白血症:因为肝脏是合成白蛋白的唯一器官,肝脏硬化后,合成白蛋白的能力下降,因此血浆胶体渗透压下降产生腹水。②门静脉高压:肝脏硬化后经常合并门静脉高压,导致淋巴液回流障碍,也容易出现腹水。③激素代谢障碍:肝硬化后,抗利尿激素、醛固酮灭活减少,引起水钠潴留,导致腹水形成。④有效循环血量不足:肝硬化后肾素-血管紧张素系统被激活,血管收缩、肾脏血流量减少,引起排尿减少,水钠潴留,诱发腹水形成。

5.肝硬化为什么会导致脾大?

肝硬化的一个并发症是脾脏体积增大、脾功能亢进,这是由肝脏特殊的生理结构引起的。肝脏有个血管叫门静脉,收集来自胃肠道的血液和来自脾脏的血液,回流以后血液经肝脏进行代谢。肝硬化导致门静脉压力增高,从脾脏回流的血液就会回流困难,导致脾静脉压力随之增高,继而引起脾脏体积增大,有时甚至出现脾功能亢进,表现为脾脏体积增大,血小板、白细胞减少,称为脾大、脾功能亢进。

6.肝硬化为什么会导致消化道出血?

肝硬化会引起门脉压力升高,导致食管、胃底静脉曲张,引起消化道出血,通常表现为突然的呕血或伴有黑便,出血量大时引起出血性休克。一旦出现呕血或黑便,需要立即到医院就诊,在医院通过禁食水、止血药物及生长抑素等治疗。降低门脉压力治疗之后,出血可以停止。因为肝硬化门脉压力增高会长期存在,预防再次出血可以选用普萘洛尔,但是对普萘洛尔治疗无效,或者不能耐受,或者因为有其他禁忌证不能服用者,考虑内镜下食管曲张静脉套扎术,或者硬化剂注射治疗,以防止再次出血。肝硬化患者的饮食尤其需要注意,建议进食软的食物,尽量少吃坚硬的食物。

7.肝硬化患者为什么凝血功能差?

肝硬化的患者出现凝血功能障碍实际上是非常常见的,主要是由于肝硬化时肝脏的合成功能比较差,不能合成足够的凝血因子等相关物质,从而引起凝血功能障碍。患者的凝血酶原时间会延长,比较容易出血。

8.门脉高压症有哪些常见的症状?

门脉高压症是由肝硬化引起的,最常见的症状有三个:第一个是食道胃底静脉的曲张,第二个是门脉高压引起的脾大、脾功能亢进,第三个是腹水。门脉高压症手术最主要的目的是缓解症状而不是治疗肝硬化。

(刘崇忠　孙钧)

胆囊的功能

1.胆囊的功能是什么？

胆囊是人体消化系统的一个重要器官，在身体中扮演着重要的角色。它位于肝脏下方的胆囊窝内，主要功能是储存和浓缩胆汁。胆汁是由肝脏产生的，并在胆囊中被浓缩，用于消化食物，尤其是脂肪。

首先，胆囊是一个重要的储存器官。当肝脏产生胆汁后，会将一部分胆汁储存在胆囊中。这样，胆囊可以调节胆汁的分泌量，以满足身体在不同时间段对胆汁的需求。此外，胆囊还能吸收一部分胆汁，使其变得更浓，以便在消化食物时更有效地发挥作用。

其次，胆囊还是一个重要的调节器官。它可以根据我们摄入食物的情况，适时释放胆汁。例如，当我们摄入高脂肪食物时，胆囊会收缩，将胆汁排入十二指肠，帮助消化脂肪。这种调节机制有助于维持身体的正常代谢。

此外，胆囊还具有一定的免疫功能。它能够产生一些抗体，帮助抵抗肠道中的有害微生物。这种免疫功能对于维护肠道健康具有重要作用。

总体来说，胆囊是一个重要的器官，它通过储存和浓缩胆汁、调节胆汁分泌以及发挥免疫功能等方式，为我们的身体提供重要的支持和保护。因此，我们应该珍惜并保护好自己的胆囊，保持健康的生活方式，以维护身体的正常运转。

胆囊结石

1.胆囊结石是如何形成的?

胆囊结石的成因"错综复杂",主要可归纳为以下几点。胆汁成分的不稳定性是诱发胆囊结石的关键因素。胆汁内的主要成分包括胆固醇、胆色素、磷脂及各类胆汁酸盐,若胆汁成分失衡,尤其是胆固醇、胆色素或胆汁酸盐等浓度过高或过饱和时,储存在胆囊内的胆汁便易于沉积并结晶,从而形成胆结石。此过程类似于化学课上所学的盐类结晶过程,在初期尚属可逆(主要处于胆固醇结晶阶段,可尝试溶石治疗,如熊去氧胆酸等),然而一旦结晶化为结石,再度溶解便显得困难重重。胆汁成分与人体代谢状况、饮食习惯等因素紧密相连。部分人因代谢异常(如代谢性疾病、肥胖、溶血等),导致胆汁内胆固醇或胆色素等成分浓度超标,易于生成结晶。而且,长期食用油腻食物,使胆汁中脂肪类代谢产物如胆固醇浓度升高,处于过饱和状态,亦容易使结晶形成结石。

为预防胆囊结石,我们应调整饮食习惯,避免长期大量摄入油腻食物,控制体重,杜绝肥胖等。

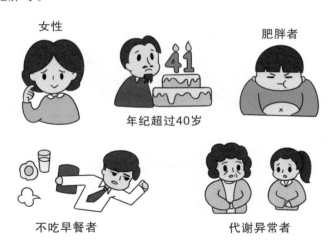

女性

年纪超过40岁

肥胖者

不吃早餐者

代谢异常者

2.什么情况下胆囊结石患者需要手术?

胆囊结石伴有急性胆囊炎、继发胆总管结石或胆源性胰腺炎等严重并发症时,手术治疗无疑是必要的。在这种情况下,患者通常会经历剧烈的右上腹痛,并可能伴有发热等不适症状。胆囊结石合并息肉、胆囊壁增厚/腺肌症、胆囊结石较大(2～3厘米)、充满型结石、瓷性胆囊等状况也被广泛认为是手术的指征。

值得注意的是,胆囊息肉等良性病变在结石的刺激下容易恶化。在充满型结石、瓷性胆囊等情况下,胆囊已丧失其正常收缩和储存胆汁的功能,犹如一个充满淤泥的水库,保留胆囊对身体并无益处,反而会增加胆囊癌变的风险。

对于有症状的胆囊结石患者,如右上腹痛、餐后饱胀不适等,应当接受手术治疗。鉴于胆囊结石是胆囊癌的确定性高危因素,当前的共识建议,即便胆囊结石患者无症状,也应考虑手术治疗。

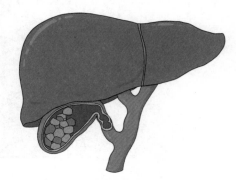

充满型胆囊结石

3.胆囊结石能行碎石手术吗?

大部分胆囊结石是可以活动的,它会随着体位的变化而移动,较小的胆囊结石可以在移动时排到胆囊管或经胆囊管排到胆总管。不大不小的胆囊结石(0.6厘米左右)容易嵌顿在胆囊管或胆总管。如果结石嵌顿在胆囊管,会引起急性胆囊炎,出现明显的右上腹疼痛、发热等表现;如果结石嵌顿在胆总管末端,会引起更严重的并发症,如胆管炎、胰腺炎。

急性胆囊炎/胆管炎:结石嵌顿在胆囊管/胆总管造成阻塞,就像下水道被堵住了,胆汁不能排出就会滋生细菌,这时腹痛往往很剧烈,还可能伴有黄疸、发热,严重情况下如急性梗阻性化脓性胆管炎可导致感染性休克,不及时治疗甚至可危及生命。

胰腺炎:如果嵌顿在胆总管的结石同时阻塞了胆胰管的共同通道,胰液无法排出则会诱发急性胰腺炎,胰腺炎是临床上常见的急危重症,重症胰腺炎可危及生命。

大的胆囊结石在胆囊里症状可能不明显,但碎石会将大结石变成小结石,在排出的过程中可引起更严重的急性胆囊炎、胆管炎或胰腺炎。因此,胆囊结石不能行碎石手术,胆囊切除才是最合适的治疗方式。

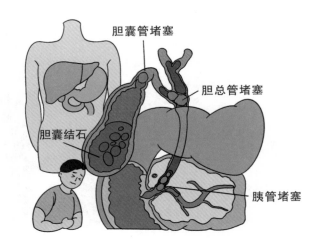

4.胆囊结石可以行保胆手术吗？

很多胆囊结石的患者都很关心能不能仅取结石，保留胆囊。很多患者担心切除胆囊后会变成"无胆人"，不能分泌胆汁。事实上，胆汁是由肝脏和肝内胆管分泌的，胆囊只是临时储存胆汁的"水库"。目前，保胆取石手术的争议很大，对于有症状的胆囊结石，切除胆囊仍然是首选方法。

但是，胆囊毕竟是一个器官，对于年轻患者、单发小结石、没有症状、没有急性炎症发作、没有胆囊排空功能症状的胆囊结石，尊重患者意愿，行保胆取石手术也不失为一种保留器官功能的选择。对于这些患者，手术后也需要定期复查，对出现结石复发的患者，需再次接受手术治疗。

5.胆囊结石合并胆总管结石该怎样处理？

胆囊结石合并胆总管结石的情况并不少见。根据胆总管结石的大小、数目、胆管扩张程度等情况，有不同的处理方案。目前，主要的治疗方法有胆囊切除＋胆总管切开取石、腹腔镜胆囊切除＋经胆囊管胆道镜取石、内镜取石＋腹腔镜胆囊切除。对于继发性胆总管结石，也就是由胆囊排至胆总管的结石，这些结石往往较小（＜1厘米），可采取腹腔镜胆囊切除＋经胆囊管胆道镜取石或内镜取石＋腹腔镜胆囊切除。如果胆总管结石数目很多、体积大，经胆囊管取石或经内镜取石困难，建议行胆总管切开取石，根据取石情况行胆总管"T"形管引流或胆总管一期缝合。

胆总管切开取石、"T"形管引流术

十二指肠镜

取石网篮

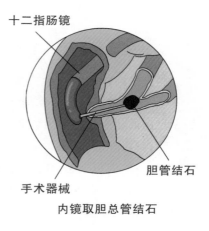

胆管结石

手术器械

内镜取胆总管结石

胆囊息肉

1.什么是胆囊息肉？

如今,查体发现胆囊息肉的患者越来越多。胆囊息肉是胆囊隆起性病变的统称,通常在超声检查中被发现,绝大多数没有症状,但有时可引起类似胆石症的症状。胆囊息肉大多不是肿瘤性,而是增生性,或是脂质沉积(胆固醇沉着病)的表现。根据胆囊息肉的性质,胆囊息肉可分为肿瘤性息肉和非肿瘤性息肉。最常见的非肿瘤性息肉是胆固醇息肉,其次是腺肌瘤性息肉和炎性息肉。胆固醇息肉是最常见的,绝大多数为多发,大小不一,现在体检甚至可检出 2 毫米左右的息肉。胆囊腺瘤性息肉是最常见的胆囊良性肿瘤性病变。胆囊腺瘤是一种良性上皮性肿瘤,由类似胆道上皮的细胞组成。胆固醇性息肉占全部胆囊息肉样病变的 80％以上,良性非胆固醇性息肉样病变占 10％～15％,肿瘤性息肉约占 5％;除腺瘤外,大多数良性息肉无恶变风险。因此,如果查体发现了胆囊息肉,不要过度紧张,大多数是良性病变,且很多时候只需

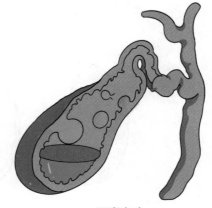

胆囊息肉

随访观察。

2.查体发现胆囊息肉该怎么办?

胆囊息肉样病变是影像学检查发现的所有胆囊黏膜隆起性病变的统称。近年来,随着健康体检的普及,胆囊息肉的检出率越来越高。我国成人体检中,胆囊息肉的超声检出率为 4.2%～6.9%。胆囊息肉可分为非肿瘤性息肉和肿瘤性息肉(真性息肉)两大类,前者包括胆固醇性息肉、腺肌症、炎性息肉、增生性息肉等;后者包括胆囊腺瘤等良性肿瘤和早期胆囊癌等。

目前,通过影像学检查鉴别诊断胆囊息肉的性质仍较为困难,外科手术的指征和时机也存在较大争议。对出现临床症状及合并胆囊结石的胆囊息肉,应行胆囊切除术。目前,大家广泛接受的需要手术的情况是胆囊息肉的最大径超过 10 毫米。

3.查体发现胆囊腺肌症该怎么办?

胆囊腺肌症是胆囊壁黏膜的增生性疾病,可简单理解为胆囊壁增厚;根据增厚范围,可分为局限型、节段型和弥漫型。胆囊腺肌症本身是一种良性病变,但有发生恶变的风险,癌变率约为 6%。不同分型的癌变率不同,局限性腺肌症的癌变率相对较低,病变范围越小,其癌变率越低;节段型多为胆囊壁中间部分增厚,形成一个狭窄坏,常将胆囊分成两个腔,或呈"葫芦样"胆囊,远端腔内胆汁引流不畅易合并结石;弥漫性患者的胆囊壁弥漫性增厚,可合并壁内小结石形成。节段型合并结石和弥漫型的癌变概率明显增高。对于胆囊腺肌症患者,推荐实施胆囊切除术,在手术中需进行快速病理学检查,以免造成胆囊癌漏诊。

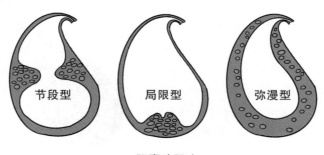

胆囊腺肌症

4.胆囊切除术会导致结直肠癌发生吗?

二十世纪七八十年代,一些研究者提出,胆囊切除可能是结直肠癌的危险因素,这一观点对公众产生了较大影响。由此,许多患者对胆囊切除手术产生了抵触,导致他们延误了胆囊疾病的治疗。然而,近年来的研究发现,消化道肿瘤,尤其是右半结肠癌与胆囊结石存在关联。这意味着胆囊结石和胆囊炎会提高结肠癌的发病率,但这些关联与胆囊切除术无关。临床荟萃分析表明,胆囊结石与结直肠癌的发病具有相关性。然而,胆囊切除术本身并不会增加结直肠癌的发病风险,这可能与肠道微生物群和肝脏的调控机制有关。因此,胆囊切除术导致结直肠癌的说法缺乏实证医学依据。况且,需要切除的胆囊均为病变胆囊,患者不应因此耽误胆囊本身疾病的治疗。

因此,接受胆囊切除术的患者不必过分担心直肠癌的发生。然而,保持健康的饮食习惯、定期体检和注意消化系统的健康对预防直肠癌等消化系统疾病仍然非常重要。如果有任何消化系统方面的异常症状,应及时就医进行检查和治疗。

黄疸

1.皮肤或眼睛黄了该怎么办?

皮肤或眼睛变黄可能是黄疸的表现。黄疸是一种常见的症状,通常与肝脏问题有关,但也可能与其他健康问题有关。黄疸发生时,人体内的胆红素水平升高,导致皮肤、眼白等部位呈现黄色。黄疸是一种临床表现,而非独立疾病,它由多种原因引发的血胆红素升高导致,使患者的巩膜、皮肤、黏膜以及内脏器官和体液出现黄染。根据病因,黄疸可分为溶血性、肝细胞性和梗阻性(外科黄疸)三类。在诊断黄疸时,医生通常会进行详细的病史询问、体格检查和实验室检查,以确定引起黄疸的具体原因。

治疗黄疸的方法取决于引起黄疸的原因。在一些情况下,治疗可能包括药物治疗、手术或其他治疗方式。对于黄疸患者来说,及时就医并根据医生建议进行治疗非常重要。因此,当出现黄疸症状时,建议及时就医,以便明确诊断并获得有效治疗。

2.哪些疾病会引起黄疸?

诸多内科病症亦可能导致黄疸,此处,我们重点探讨外科疾病所引发的黄疸。若皮肤或巩膜呈现黄染,同时伴有尿液呈浓茶色、大便颜色变浅或呈白陶土状,大多是由于各类原因导致的胆管阻塞,从而引发的外科黄疸。但凡能够引起胆管阻塞的疾病,都有可能导致黄疸,如胆管结石及寄生虫、胆道良性疾病(胆管乳头状肿瘤、原发性硬化性胆管炎、良性胆道狭窄)、胰腺及胆管恶性肿瘤(胆囊癌、肝外胆管癌、胰头癌、壶腹部癌等)以及其他引起胆管阻塞的疾病。胆管阻塞会导致肝脏分泌的胆汁无法正常排出,通过肝血窦吸收进入血液,进而引发皮肤和巩膜黄染。

3.出现黄疸后需要做什么检查?

黄疸是很多疾病的早期表现,一旦出现了黄疸,尤其是不伴有腹痛、发热等不适症状的无痛性黄疸,需及时就医。最简单的检查是肝功能和肝胆彩超。如果发现胆红素升高,且以直接胆红素升高为主,彩超发现胆管扩张,基本可以确定外科黄疸,这时需要进一步检查 CA199、CEA 等肿瘤系列,强化 CT/MRI 来进一步明确胆管阻塞的原因及部位。还有一部分患者,通过这些无创检查不能明确病因,还需要通过肝穿刺或内镜等有创检查来确诊。发现黄疸要及时就医,不要因为没有疼痛等不适症状就延误就医,耽误病情。

4.有哪些办法可以治疗外科黄疸?

外科黄疸也称"阻塞性黄疸",是各种原因导致肝内外胆管阻塞而引起的黄疸。如果黄疸严重,肝功能受损,通常需要采取措施解除胆管阻塞。目前,最常用的方法为经皮肝胆管穿刺引流(PTCD)、胆管支架、胆肠吻合等。胆管阻塞后,肝脏分泌的胆汁不能排出至十二指肠,通过各种办法在肝内扩张的胆管内放置引流管将胆汁引出体外的办法就是 PTCD;胆管支架放置于胆管阻塞的位置,将阻塞的胆管撑开;胆肠吻合一般用于远端胆管的阻塞,将阻塞近端的胆管与小肠做吻合,使胆汁绕过阻塞部位,排出至消化道,也称为"旁路手术"。如果将肝脏比作一个水池,胆管即为排水渠,排水管道阻塞导致水不能正常排出。PTCD 犹如在水池内放了一根水管,可以将水池内的水抽出来,支架就是在阻塞的位置放了一根排水管,胆肠吻合就相当于绕过阻塞的位置再挖一条排水渠。

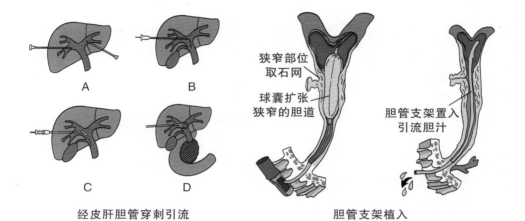

狭窄部位
取石网

球囊扩张
狭窄的胆道

胆管支架置入
引流胆汁

A B

C D

经皮肝胆管穿刺引流   胆管支架植入

5.PTCD 引流出的胆汁能"喝"吗?

胆汁中含有大量的水分、电解质、胆盐、消化酶等成分,对人体消化、水电解质平衡、维持肠道菌群平衡等方面起着至关重要的作用。胆汁中的水分、电解质、胆盐和消化酶等成分对维持人体正常生理功能有重要意义。水分和电解质在人体内参与多种生理过程,如细胞代谢、血液循环、体温调节等。胆盐则是脂肪消化和吸收的关键因素,它能促使脂肪分解为微小颗粒,便于肠道吸收。消化酶则有助于分解食物中的大分子物质,使之变为小分子物质,便于人体吸收利用。

然而,当胆汁大量流失体外,人体将会逐渐出现各种问题。例如,脂肪泻是因为胆盐不足,导致脂肪无法充分分解吸收。肠道菌群紊乱是因为胆汁对肠道菌群的生长有调节作用,流失后可能导致菌群失衡。水电解质紊乱是因为胆汁中含有一定量的电解质,流失后影响人体水电解质平衡。营养不良是因为胆汁对脂肪、蛋白质和维生素等营养物质的消化吸收有促进作用,流失后导致营养不良。

特别需要关注的是,部分高龄患者在胆汁流失的同时,也失去了大量的营养成分,极易导致营养不良甚至恶液质。因此,设法将胆汁"喝"回体内有助于肠道功能恢复,保护肠黏膜屏障,改善营养状况,是一种主动、安全、有效、廉价和低并发症的途径。

如果因胆汁异味导致口服困难,可以放置鼻-空肠营养管将引流出的胆汁回输到消化道。胆汁是自身肝脏分泌的重要消化液,在没有胆系感染的情况下,胆汁是"干净"的。如有絮状沉淀物,可以过滤后再口服/回输,以确保胆汁的纯净度。

回输/口服胆汁对维持正常的消化功能、肠道菌群的稳定都有很重要的作用。因此,在临床治疗中,医生会根据患者具体情况,制定合理的胆汁回输方案,以帮助患者尽早恢复健康。

胆囊癌

1.胆囊癌能预防吗?

胆囊癌是常见的胆道系统恶性肿瘤,其早期症状不典型,很多患者发现时已属晚期,五年生存率不足 10%。胆囊癌的发生与多种因素相关,其中包括慢性胆囊炎、胆囊结石、胆囊息肉等慢性胆囊疾病,以及遗传、环境、生活方式等多种因素。这些因素相互作用,增加了胆囊癌的风险。胆囊癌的病因尚不十分清楚,但胆囊结石、腺瘤样息肉是其确定的高危发病因素。胆囊癌与胆囊结石关系密切,胆囊结石越大,病史时间越长,发生胆囊癌的危险性越大;慢性胆囊炎合并胆囊壁钙化(瓷化胆囊)者恶变率更高。腺瘤样息肉直径超过 1 厘米者易发生恶变。对于有慢性胆囊疾病的患者,应定期进行胆囊检查,以便早期发现并治疗胆囊癌。因此,早期切除合并结石、慢性炎症或腺瘤样息肉的胆囊,对预防胆囊癌的发生是非常必要的。对暂时没有手术指征的胆囊结石或息肉,需定期进行检查。

2.胆囊结石/息肉行腹腔镜胆囊切除手术,术后病理为胆囊癌该怎么办?

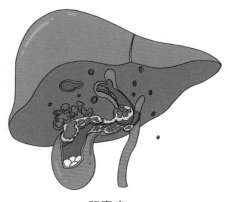

胆囊癌

发生这种情况的原因主要有病变为早期胆囊癌,黏膜病变不明显,术前常规检查不容易发现,手术中也没有剖开胆囊仔细检查;或者为并发急性胆囊炎,胆囊充血、水肿很严重,黏膜溃烂,不好与肿瘤鉴别。下一步的处理方案需根据病理分期来确定。如为早期胆囊癌(肿瘤局限于黏膜层),若术中胆囊完整切除,无破溃,无胆汁溢出,且胆囊置入标本袋内完整取出者,单纯行胆囊切除术已达根治目的,无需行二次手术,术后定期复查即可。如肿瘤已侵及肌层或浆膜,则需行二次根治手术(包括淋巴结清扫及肝脏的部分切除);如胆囊管切缘有肿瘤残余,需根据术中胆囊管切缘情况确定是否行肝外胆管切除。

3.胆囊癌有哪些表现?

胆囊癌是一种并不常见的癌症,但它的影响不容忽视。胆囊癌的症状和体征通常在疾病晚期才出现,因此早期识别和诊断尤为重要。胆囊癌的常见症状包括右上腹疼痛、消化不良、食欲减退、恶心、呕吐等。这些症状可能与胆囊结石或胆囊炎等其他常见疾病相似,因此很容易被忽视。此外,有些患者可能会出现黄疸,表现为皮肤、眼白和尿液颜色变黄。除了上述症状,有些患者还可能出现更严重的症状,如体重下降、腹部肿胀、肠梗阻等。这些症状表明胆囊癌可能已经发展到晚期。

对于有上述症状的患者,尤其是那些长期患有胆囊结石或慢性胆囊炎的患者,应及时就医进行详细检查。医生可能会进行一系列检查,如腹部彩超、CT、磁共振和血液检查(CEA、CA199)等,以确诊是否患有胆囊癌。

总的来说,胆囊癌的临床表现多种多样,但早期症状通常比较轻微。因此,对于有疑虑的患者,应尽早寻求医疗帮助,以便早期诊断和治疗。

胆管癌

1.什么是胆管癌?

胆管癌是一种较为罕见的癌症,但却是恶性程度较高的肿瘤之一。胆管癌的发生与多种因素有关,如胆结石、原发性硬化性胆管炎等疾病可能增加患胆管癌的风险。

胆管癌主要发生在胆管上皮细胞,分为肝内胆管癌和肝外胆管癌两类。肝内胆管癌发生在肝脏内部的胆管,而肝外胆管癌则发生在肝脏外部的胆管。这两种类型的胆管癌在症状、诊断和治疗上都有所不同。

胆管癌的症状通常较为隐蔽,早期症状可能包括腹部不适、黄疸和食欲不振等。黄疸是胆管癌的典型症状,由于胆管阻塞,导致胆汁无法正常排入肠道,从而使血液中的胆红素水平升高,引起黄疸。

诊断胆管癌需要进行一系列的医学检查,包括血液检查、超声、CT 和 MRI

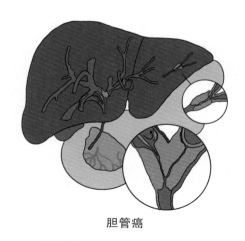

胆管癌

等影像学检查以及病理组织学检查。治疗胆管癌的方法包括手术切除、放疗和化疗等,治疗方案应根据患者的具体情况制定。

虽然胆管癌是一种恶性程度较高的肿瘤,但随着医学技术的不断进步,治疗方法也在不断改进。通过早期发现和治疗,部分患者可以获得较长的生存期。因此,提高对胆管癌的认识和理解,对于预防和治疗胆管癌具有重要意义。

2.得了胆管癌该怎么办?

首先,患者需要通过一系列的检查,如 CT、MRI 和病理活检等,来确诊是否为胆管癌,并了解癌症的分期和扩散情况。这些信息将有助于帮助医师制定合适的治疗计划。目前,治疗胆管癌的手段有很多种,主要是以手术治疗为主的综合治疗,包括化疗、放疗、免疫治疗和靶向治疗等。35%的患者能够早期发现并得到根治性切除。然而,不同肿瘤之间存在较高的异质性,预后效果也不一样。例如,接受根治性手术的远端胆管癌的平均生存期在 25 个月左右,肝内胆管细胞癌的平均生存期在 12~36 个月。现在,随着新辅助治疗的开展,许多原本无法手术或手术条件不佳的患者也能获得手术切除的机会,从而显著延长生存期。目前,化疗、靶向治疗及免疫药物治疗在术后的辅助治疗中也取得了很多进展,规范的综合治疗可以明显延长生存期。

总之,得了胆管癌并不可怕,关键是要及早发现、及早治疗,通过多学科合作,结合手术、放疗、化疗等多种手段,大多数胆管癌患者都能够获得较好的治疗效果。同时,健康的生活方式和心理状态也对治疗有着积极的促进作用。

3.如何治疗失去手术机会的肝门部胆管癌?

肝门部胆管癌因位置特殊且容易侵犯肝动脉/门静脉,能获得根治性切除的患者很少。对不能手术的患者,首先要通过 PTCD 或胆管支架等方法来解除患者的黄疸。目前,多数患者可通过超声内镜组织/淋巴结穿刺活检及细胞学检查获得病理诊断。失去手术机会的肝门部胆管癌患者可以选择以下治疗方法:

(1)化疗:通过使用化学药物来杀灭癌细胞,从而达到治疗效果,常用的化疗药物有氟尿嘧啶、奥沙利铂等。

（2）放疗：通过高能射线来杀死癌细胞，可分为外放疗和内放疗。

（3）靶向治疗/免疫治疗：目前，靶向治疗及免疫治疗在部分胆管癌患者中也取得了很好的疗效。大量的临床试验已证实，靶向治疗及免疫治疗在胆管癌中取得了很好的治疗效果。

这些治疗方法可以单独或联合使用，应根据患者的具体情况和医生的建议来选择。对于失去手术机会的患者，这些治疗方法可以帮助患者延长生存期、缓解症状和提高生活质量。同时，患者应保持积极的心态，配合医生的治疗和建议，以期获得最佳的治疗效果。

4.查体发现胆管扩张，但没有症状，需要手术吗？

查体发现的无症状的胆管扩张需根据胆管的扩张程度、部位、是否合并结石及炎症等情况综合判断是否需要手术。胆管扩张症以前称为胆管囊肿，是临床较少见的一种原发性胆管病变，可由婴幼儿时期先天性胆管扩张延续而来，也可在成年期发病，主要表现为肝内、外胆管单发或多发性局部扩张。胆管扩张症可发生胆道结石、胰腺炎、胆管癌、复发性胆管炎等并发症，发生率为20%～60%。胆管扩张症总体癌变率为2.5%～30%，明显高于健康人群胆道癌变率，且癌变率随年龄增长而递增。因此，国内外研究者一致认为：不论是否有临床症状，一旦确诊胆管扩张症，应尽早行手术治疗。因此，一旦发现胆管扩张，需及时就医，明确诊断及治疗方案。

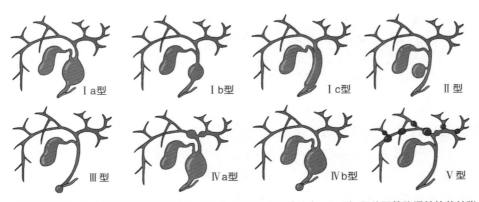

Ⅰa型　Ⅰb型　Ⅰc型　Ⅱ型

Ⅲ型　Ⅳa型　Ⅳb型　Ⅴ型

胆管扩张分型：Ⅰa型：胆总管囊性扩张；Ⅰb型：胆总管局限性扩张；Ⅰc型：肝外胆管弥漫性梭状扩张；Ⅱ型：胆总管憩室样扩张；Ⅲ型：胆总管十二指肠壁内段扩张，又称胆总管末端囊肿；Ⅳa型：肝内外胆管多发性囊状扩张；Ⅳb型：仅肝外胆管多发性囊状扩张；Ⅴ型：肝内胆管单发或多发性囊状扩张

（张宗利　胡春晓）

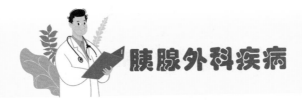

胰腺的一般知识

1.胰腺的名称起源

在我们肚子的深部位置有一个"不显眼"但是又很重要的器官,就是胰腺,它位于上腹部,大约在胃的后方。在古希腊时期,外科医生和解剖学家将其称为"pancreas",其意为"all flesh",即"全是肉"。这可能与胰腺的解剖特点相关——它因为缺乏骨头或软骨而被古希腊人视为一种肉质器官。在中国,"胰"也自古有之,《千金方》中便有记载,古时用猪胰脏和草木灰制作肥皂,因此最早的肥皂被称为"胰子"。在中国古代医学中,起初"胰"指代的是人体内部的某种器官,并没有特指现代医学意义中"胰腺"这一器官。在医学发展过程中,随着人们对人体解剖结构的研究逐渐深入,人们对胰腺的认识逐渐清晰,将其独立出来并赋予其特定名称——胰腺。

2.胰腺主要有什么功能?

胰腺在人体中发挥着重要功能,与消化吸收和血糖调节息息相关。总体来说,胰腺的主要功能包括内分泌功能和外分泌功能。胰腺的内分泌功能是分泌激素,主要由分布在胰腺组织内的大小不一的胰岛分泌,胰岛包含多种细胞,能够分泌不同的激素:β细胞是胰岛中最主要的细胞,能够分泌胰岛素,主要作用为降血糖;α细胞的数量仅次于β细胞,可分泌胰高血糖素,主要作用为升高血糖;δ细胞则能分泌生长抑素,可调节胰岛素、胰高血糖素的分泌,抑制胃酸、胃肠道蠕动、生长激素分泌等。胰腺的外分泌功能则是分泌胰液,通过胰管输送到十二指肠中,胰液进入消化道后,其中的胰酶能帮助分解脂肪、蛋白质和碳水化合物。总而言之,尽管食物从未进入胰腺,胰腺在消化过程中起着关键作用。

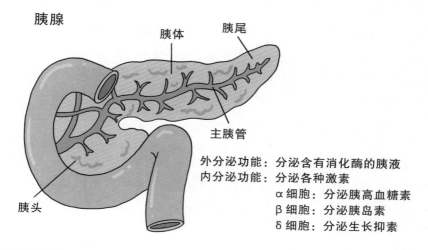

胰腺

胰体　胰尾

主胰管

胰头

外分泌功能:分泌含有消化酶的胰液
内分泌功能:分泌各种激素
　α细胞:分泌胰高血糖素
　β细胞:分泌胰岛素
　δ细胞:分泌生长抑素

3.胰腺可分为哪几个部分?

胰腺可以分为胰头、胰颈、胰体和胰尾四个部分,最宽的部分是胰头,它与十二指肠的第一部分连接在一起。胰腺分泌的胰液主要进入主胰管,胰管是一个非常纤细、脆弱的管道,正常情况下直径为 2～3 毫米,最终开口于十二指肠大乳头,然后再通过十二指肠大乳头排入肠腔。假如胰管因胰腺结石、肿瘤、胰管狭窄等原因发生堵塞,就有可能导致胰液潴留在胰腺内部,引起急慢性胰腺炎。

4.胰腺每天可以分泌多少胰液?

在我们吃饭时,胰腺便会在刺激下分泌胰液;神经和体液(促胰酶素等)等因素也可以调节胰液的分泌。正常人的健康胰腺每天可分泌 750～1500 毫升胰液。胰液内的消化酶主要包括胰蛋白酶、糜蛋白酶、胰淀粉酶、胰脂肪酶、核糖核酸酶、弹性蛋白酶、羧基肽酶,这些酶共同参与食物的消化和吸收。

胰腺炎

1.什么是急性胰腺炎?

胰腺炎是指胰腺的炎症,与我们传统认知里其他部位细菌、病毒所导致的炎症不同,急性胰腺炎是指胰腺分泌的各类酶在胰腺内被异常激活,导致胰腺组织发生自身消化,引发胰腺水肿、出血甚至坏死的炎症反应。其主要表现包括急性上腹疼痛、恶心、呕吐、发热和血胰酶增高等。急性胰腺炎在生活中并不少见,病因包括胆道疾病(如胆囊结石)、饮酒、高脂血症等代谢性疾病、十二指肠液反流、医源性因素(如内镜逆行胰胆管造影术)、胰腺癌等肿瘤、服用5-氨基水杨酸和硫唑嘌呤等药物、创伤、低血压或动脉栓塞造成的胰腺血流循环障碍等。其中,生活中最常见的是由于胆道疾病诱发的急性胰腺炎,可以占到一半以上。

2.为什么大量饮酒会诱发急性胰腺炎?

我们喝的酒中含有大量乙醇,乙醇不仅会直接损伤胰腺,还会刺激胰腺分泌,引起十二指肠乳头水肿,导致胰液排出受阻,进一步造成胰管内压力升高、胰管破裂等。此外,乙醇还会增加胰腺微循环障碍,使胰酶进入正常的胰腺组织,诱发急性胰腺炎。

3.急性胰腺炎有什么症状?

当出现急性腹痛、腹胀、发热、恶心、呕吐等症状时,并且在腹部轻轻按压时感受到疼痛,或在松开手指离开腹部时感觉到更加剧烈的疼痛、感到腹部肌肉紧绷(腹部压痛、反跳痛、腹肌紧张是腹膜炎常见体征)时,就要根据是否合并上述所说的病因和诱发因素(如大量饮酒、合并胆囊结石病史等)判断是否是急性胰腺炎发作。由于急性胰腺炎进展快、病情重,疑似急性胰腺炎患者应尽早就诊,避免贻误。

4.怀疑急性胰腺炎时需要做哪些检查?

由于急性胰腺炎导致胰腺组织自身消化等反应,各类胰酶会进入血液或消化道中。因此,直接检测血清、尿淀粉酶是最常用的诊断方法,其他的检查还包括腹部超声、腹部 CT 等。当然,这些检查都应该在医生指导下进行。

5.慢性胰腺炎有哪些病因,主要表现是什么?

长期大量饮酒和吸烟是慢性胰腺炎最常见的危险因素,除此之外,遗传因素、自身免疫、各种原因造成的胰管梗阻均可导致慢性胰腺炎。慢性胰腺炎的四个典型症状称为慢性胰腺炎的四联征,包括腹痛、体重下降、脂肪泻和糖尿病。值得注意的是,慢性胰腺炎的四联征可单独出现,也可同时出现。此外,部分患者还会出现消化不良、食欲减退等其他症状。

6.什么是脂肪泻？

顾名思义，脂肪泻是指大便中脂肪含量异常增加的情况。正常情况下，大便中的脂肪含量很少，但在脂肪泻的情况下，由于消化系统无法正常消化和吸收脂肪，导致大量脂肪排泄到粪便中，使得粪便呈现出油腻、浮沫状，或呈现灰白色、黄色等异常特征，也被称为"油花样腹泻""消化不良综合征"。

7.急性胰腺炎需要做手术吗？

急性胰腺炎的治疗方案主要取决于病情的严重程度，以及病因的不同。一般来说，轻度的急性胰腺炎可能可以通过保守治疗来缓解症状，并在病情稳定后逐渐康复，而不需要手术干预。这种保守治疗通常包括禁食、静脉输液、镇痛和抗生素治疗等。然而，对于一些急性胰腺炎病例，特别是严重或并发症较多的情况，可能需要进行手术干预。

8.慢性胰腺炎需要做手术吗？

根据慢性胰腺炎的病因和患者的具体情况来决定治疗方式，一般可通过戒绝烟酒、少食多餐、低脂饮食、补充胰酶、控制糖尿病等非手术治疗。如果患者出现因为慢性胰腺炎合并胆道梗阻导致胆汁排出障碍、十二指肠梗阻导致消化吸收障碍和怀疑癌变，则通常需要手术治疗。

9.什么是自身免疫性胰腺炎？

自身免疫性胰腺炎是一种特殊类型的慢性胰腺炎，正常情况下，我们的免疫系统不会"攻击"自身组织。但是，当免疫系统"错误攻击"我们的胰腺组织时，就会导致胰腺肿大、胰管不规则狭窄，这种疾病占慢性胰腺炎的 $5\%\sim6\%$，又称"慢性硬化性胰腺炎"，可引起腹痛、食欲不振、体重减轻等症状。

胰腺囊性疾病

1.什么是胰腺囊性疾病？

胰腺是一个实质性器官，通俗来说，就是除了胰管外，胰腺组织内没有空腔。当各种原因导致胰腺内出现了含有液体的囊性包块，就把它们称为胰腺囊性疾病。我们可以将这类疾病分为两类:①不是肿瘤的囊性疾病:胰腺假性囊肿、胰腺潴留性囊肿等。②囊性肿瘤:胰腺浆液性囊腺瘤、胰腺黏液性囊性肿瘤、胰腺导管内乳头状黏液瘤和囊性神经内分泌肿瘤等。不同疾病的表现通常不一样,多数患者平时并没有表现出任何症状,只在健康体检时发现,常见的症状有腹痛、腹胀、恶心、体重下降等。

2.胰腺假性囊肿是什么?

胰腺假性囊肿是指因为急慢性胰腺炎、外伤和手术导致的胰液外渗,局限性地聚集在胰腺中,被周围组织及器官包裹后形成的囊性扩张。它之所以被称为"假性",是因为在组织学上不是真正的囊肿,囊内不是胰腺管的上皮细胞,而是坏死的组织、液体、脓液或其他炎症物质。与之相对,胰腺真性囊肿是一种由胰腺管系统异常扩张引起的囊肿,通常是先天性的,也可能是后天性的,通常与慢性胰腺炎或其他胰腺疾病相关。

3.胰腺假性囊肿需要做手术吗?

需要根据囊肿情况而定。一般认为,囊肿的直径小于 6 厘米、没有症状时可动态观察,不做治疗。出现以下情况时需要及时手术治疗:①出现出血、感染、破裂、压迫等并发症;②出现腹痛、黄疸等;③合并胰管梗阻或与主胰管相通;④多发性囊肿;⑤与胰腺囊性肿瘤鉴别困难;⑥连续随访观察,影像学检查提示囊肿不断增大。

4.胰腺囊性肿瘤有哪些?

胰腺囊性肿瘤包括浆液性囊腺瘤、黏液性囊腺瘤、导管内乳头状黏液瘤、实性假乳头状瘤。胰腺浆液性囊腺瘤大多是良性的,当没有症状或肿瘤直径较小时,建议定期复查。当肿瘤最大径超过 6 厘米或出现相关症状、无法排除恶性可能时,则建议手术治疗。相对于胰腺浆液性囊腺瘤,胰腺黏液性囊腺瘤有潜在的恶变可能性,建议积极行手术治疗。胰腺实性假乳头状瘤属于交界性肿瘤或低度恶性肿瘤,以局部生长为主,一般建议积极地行手术治疗,其治疗效果比较好,绝大部分人在手术切除后终身不会复发。胰腺导管内乳头状黏液瘤可分为主胰管型、分支胰管型及混合型,具有一定恶变风险,对于肿瘤直径大于等于 3 厘米或合并黄疸、主胰管扩张(≥10 毫米)、胰腺炎等因素者,应积极行手术治疗。

胰腺癌

1.为什么胰腺癌被称为"癌中之王"？

胰腺癌是最致命的癌症之一，也是全球公认的"癌中之王"。胰腺癌在早期通常没有明显症状，或症状很轻微，因此很难在早期进行诊断。大多数患者在发现胰腺癌时已处于晚期阶段；胰腺癌生长迅速，并且具有高度侵袭性，容易侵犯周围器官和结构；胰腺癌对目前大多数治疗方法的反应并不理想。手术切除是唯一可以治愈胰腺癌的方法，但只有极少数患者在确诊时适合手术。放射治疗和化学治疗对胰腺癌的治疗效果有限；胰腺癌的生存率非常低，即使接受了治疗，大多数患者仍然会在短时间内复发并死亡。根据统计数据，胰腺癌的五年生存率仅为12%。由于早期诊断困难、高度侵袭性、转移倾向强、治疗效果差等特点，胰腺癌被冠以"癌中之王"之称。即便如此，随着医疗水平、科研的不断发展和健康查体的普及，胰腺癌的治疗效果也在不断提高，大众应该对胰腺癌有更科学、更客观的认知。

2.哪些生活习惯会增加患胰腺癌的风险？

吸烟、高脂饮食和肥胖是胰腺癌的主要危险因素。另外，长期饮酒、长期糖尿病史以及长期接触某些化学物品（如 β-萘胺）者，患病风险也高于一般人群。同时具备抽烟、长期糖尿病和不良饮食等因素所增加的胰腺癌风险，超过了其中任何一个单一因素带来的风险。

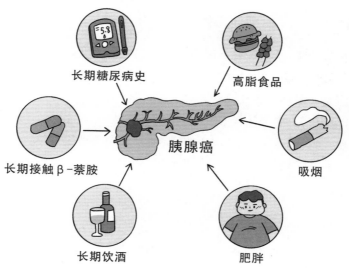

长期糖尿病史　高脂食品

长期接触 β-萘胺　胰腺癌　吸烟

长期饮酒　肥胖

3.胰腺癌会遗传吗?

胰腺癌不是遗传病,但胰腺癌与基因相关。首先,胰腺癌形成过程伴随着个别基因突变的累积。因此,那些有胰腺癌家族史的患者,患癌风险更高:5%~10%胰腺癌患者有一级亲属(如父母)患病的家族史,有早发胰腺癌(患病年龄<50岁)家族史者,胰腺癌发病率高于一般人;同时,还存在增加癌症风险的遗传综合征家族史,包括 *BRCA2* 基因突变、林奇综合征和家族性非典型痣恶性黑色素瘤综合征胰腺癌家族史等。总体来说,胰腺癌患者的直系亲属应注意体检筛查。

4.可以通过手术治疗来治愈胰腺癌吗?

胰腺癌是一种恶性程度很高的肿瘤,通过手术治疗切除胰腺癌是获得治愈机会和长期生存的唯一有效方法。对于一些早中期的胰腺癌患者,经过规范手术根治性切除肿瘤可以达到很好的治疗效果。但是,只有15%~20%的患者有机会行根治性手术切除。对不能切除肿瘤的中晚期患者,还可行姑息性手术缓解患者的主要症状,以减少患者痛苦,提高患者生存质量。

5.胰腺癌患者做完手术还需要化疗吗?

化疗是胰腺癌患者术后生存期延长的最大功臣。根治性切除术后的胰腺癌患者如果没有禁忌证,则应该进行化疗。辅助化疗方案推荐以吉西他滨或氟尿嘧啶类药物(5-FU、卡培他滨或替吉奥)为基础治疗方案。辅助化疗起始时间尽可能控制在手术后12周内,持续时间为6个月。

6.出现哪些症状时需要警惕胰腺癌?

(1)消化道症状:早期可有上腹饱胀、食欲缺乏、消化不良,可出现腹泻且腹泻后腹胀不缓解;后期可出现恶心呕吐、呕血或黑便等。

(2)黄疸是胰腺癌最主要症状,一般呈进行性加重。

(3)腹部肿块,为晚期体征。

(4)消瘦乏力、体重下降、营养不良、贫血及长期无诱因发热。

(5)血糖升高或糖尿病患者开始血糖控制不佳。

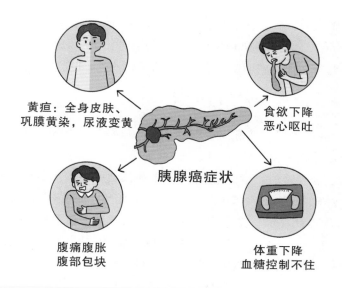

黄疸：全身皮肤、
巩膜黄染，尿液变黄

食欲下降
恶心呕吐

胰腺癌症状

腹痛腹胀
腹部包块

体重下降
血糖控制不住

7.为什么有的人得了胰腺癌后会腰疼？

胰腺位于肚子深处的腹膜后，那里有很多神经，当肿瘤生长侵犯腹膜后面的神经丛时，就会引起腰背部疼痛。但并不是所有的胰腺癌都表现为腰背部疼痛，这与肿瘤的位置有关系。

8.胰腺体尾部肿瘤为什么有时需要切除脾脏？

胰腺体尾部位于脾脏附近，而且，脾脏的血管与胰腺体尾部的血管相连。为了彻底切除肿瘤、确保手术的彻底性及降低术后复发的风险，一般，对于胰体尾恶性肿瘤，需要联合脾脏切除。如果是胰体尾良性肿瘤或恶性程度不高的肿瘤，且肿瘤未累及脾脏或脾血管，可以尝试保留脾脏。对于正常成年人来说，脾脏不属于生命必需的器官。脾脏有一定的过滤血液、破坏血小板、免疫功能，切除脾脏后，机体常常出现血小板短期内的升高，并增加血栓风险，因此常常需要口服抗凝药物（如阿司匹林）。此外，还有部分人会出现发热，但通常不会持续过久。总体来说，切除脾脏对机体的影响主要体现在短期内，对长期正常生活的影响不大。

9.切除胰腺对身体有什么影响吗？

胰腺是人体一个非常重要的消化器官，胰腺切除后，人体的胰酶含量明显减少，影响食物的消化吸收，会使人没有胃口，吃饭感觉不香，食欲下降，甚至可能出现恶心、呕吐、腹痛、腹胀等消化不良表现。因此,切除胰腺后,往往需要口服一段时间胰酶。同时,胰腺也是人体最大的内分泌器官,胰腺切除后,胰岛素的含量会下降,会造成血糖明显升高,导致糖尿病发生,并引发一系列并发症。

10.胰瘘究竟有多大危害?

胰瘘可通俗地理解为胰腺"漏水"了,也就是胰腺导管系统的完整性被破坏,导致胰液由非生理途径外流。该病是由于急性胰腺炎、胰腺手术、胰腺外伤等原因,导致胰腺导管的完整性被破坏,胰腺和其他脏器形成通道,胰液经通道流出并引起发病。胰瘘的症状通常取决于其位置和严重程度,可能包括腹痛、腹部肿块、消化不良、腹泻、体重下降等。如果胰液进入腹膜腔,可能引起腹膜炎或腹腔感染等严重并发症。在发生胰瘘后,应积极寻求治疗,轻度胰瘘可能可以通过禁食、静脉营养、止痛药物等措施进行治疗,严重或复杂的胰瘘可能需要手术干预,修复或切除损伤的胰腺组织,清除瘘管,重建胰管等。在保证引流通畅、避免激活胰酶的情况下,胰瘘一般不会造成严重后果。

胰腺神经内分泌肿瘤

1.因胰腺肿瘤去世的乔布斯,患的是胰腺癌吗?

乔布斯是苹果公司的创始人之一,因对科技产业的影响和创新而闻名于世。在 2011 年,乔布斯因胰腺肿瘤去世,年仅 56 岁,许多人认为他所得的疾病就是胰腺癌,在网上搜索"胰腺癌+名人",也会搜到大量有关乔布斯的例子。事实上,乔布斯所患的是胰腺神经内分泌肿瘤(pNEN)。通常医学上讲的胰腺癌,指的是胰腺导管细胞癌,而胰腺神经内分泌肿瘤起源于胰腺的神经内分泌部,即胰腺的内分泌细胞,属于恶性肿瘤。但与胰腺导管细胞癌相比,胰腺神经内分泌肿瘤是一种生长缓慢、更易于治疗、生存期相对较长、预后相对较好的肿瘤。

2.胰腺神经内分泌肿瘤一定会有相关内分泌症状吗?

尽管是起源于胰腺内分泌细胞的肿瘤,但并不是所有胰腺神经内分泌肿瘤都会有相关内分泌症状。事实上,胰腺神经内分泌肿瘤又分为功能性胰腺神经内分泌肿瘤和无功能性胰腺神经内分泌肿瘤。功能性胰腺神经内分泌肿瘤是指分泌过多内分泌激素并且产生相关内分泌症状的肿瘤,包括胰岛素瘤、促胃液素瘤、血管活性肠肽瘤、胰高血糖素瘤、生长抑素瘤、生长激素释放激素瘤等。

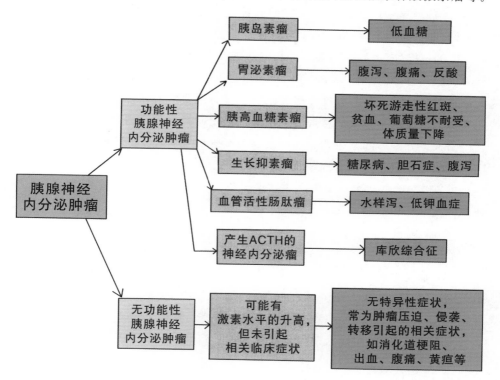

3.最常见的功能性胰腺神经内分泌肿瘤是什么?

在我国,胰岛素瘤是最常见的功能性胰腺神经内分泌肿瘤。

4.胰岛素瘤的主要症状是什么?

胰岛素瘤的主要症状是 Whipple 三联征,包括:①自发性周期性发作低血糖症状,昏迷及其他精神神经症状,每天空腹或劳动后发作。②发作时血糖低于 2.8 毫摩尔/升。③口服或静脉注射葡萄糖后,症状可立即消失。

5.得了胰岛素瘤怎么办?

治疗首选肿瘤切除或减瘤手术,对不能手术或肿瘤转移复发者,可配合加入生长抑素治疗、全身或局部化疗、同位素标记的生长抑素治疗。在围手术期、不能手术或术后症状不缓解者,应予对症治疗,如纠正低血糖等。

6.胃泌素瘤是什么？患者会有哪些临床表现？

胃泌素瘤是第二常见的功能性胰腺神经内分泌肿瘤,通常生长在胃泌素瘤三角处,此三角的上界是胆囊管与胆总管的交汇处,下界是十二指肠第二段和第三段的连接处,内界是胰腺颈部和体部的交界处。胃泌素瘤的常见表现包括反酸、烧心、恶心、呕吐、体重下降、难治性消化溃疡及其导致的反复腹痛,以及大量胃酸刺激下的腹泻等胃酸相关症状。腹痛主要由消化性溃疡所致,患者可能有消化性溃疡家族史。这是由于胃泌素强烈而持续刺激胃黏膜,使胃酸和胃蛋白酶大量分泌。部分患者腹泻可发生于溃疡产生时,可为本病的初发症状或惟一症状。少数患者仅有腹泻而无溃疡存在。腹泻常呈大量、水样和脂肪泻,每日可发生 10～30 次。腹泻严重者会并发水、电解质紊乱,出现脱水、低钾血症和代谢性酸中毒等症状。

7.VIP 瘤是什么？

VIP 瘤又称"Vemer-Morrison 综合征",因为这两位学者在 1958 年首先报道此病而得名。由于 VIP 瘤发生在胰腺,临床上以大量腹泻为主症,故又称"胰性霍乱"。VIP 瘤 80％～90％发生于胰腺,特别是胰尾部最多。VIP 瘤的主要表现有水样腹泻、顽固性低钾和无胃酸三联征。

8.胰腺神经内分泌肿瘤都需要做手术吗？

并不是所有胰腺神经内分泌肿瘤都需要做手术。最新指南提出,对于直径较小(小于 1 厘米)的无功能性的胰腺神经内分泌肿瘤,可随诊观察;针对直径在 1～2 厘米的患者,应综合患者年龄、并发症、肿瘤生长速度、分级以及意愿等因素制定个体化方案;针对直径大于 2 厘米的肿瘤或功能性胰腺神经内分泌肿瘤,应尽早行根治手术治疗。

（王磊　展翰翔　樊知遥）

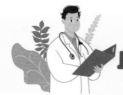

血管外科疾病（周围血管）

"腿梗"

1.什么是"腿梗"?

大家都很熟悉"心梗"和"脑梗"这两种严重危害我们身体健康的疾病,但是却对"腿梗"这个疾病名称不甚知晓。其实,"腿梗"就是下肢动脉硬化闭塞症,是全身性动脉粥样硬化血管病变在下肢动脉的表现。下肢动脉因为发生动脉粥样硬化而发生管腔狭窄或闭塞而引起下肢缺血症状,通常为慢性疾病,但也有因为继发血栓而急性发病的情况发生。这一类疾病目前在老年人群中的发病率居高不下。

2.为什么会得"腿梗"?

下肢动脉硬化闭塞症的根本病因在于动脉粥样硬化,与血管内膜损伤、脂质代谢紊乱和动脉分叉处血流动力学改变有关。但需要注意的是,性别、年龄、吸烟史、高血压、高血糖、高血脂也是此疾病的重要高危因素和诱发原因。"腿梗"就在我们身边,很多人都忍受着痛苦。

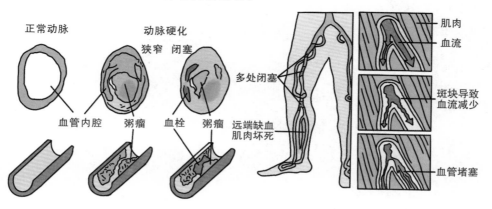

3.得了"腿梗"有什么表现？

发病早期患者多无明显症状，或仅有患肢足部凉、麻感，容易被忽视。但随着疾病进展，患肢会逐步出现持续性疼痛、间歇性跛行、静息痛、下肢溃疡和肢体坏疽。

4.得了"腿梗"该怎样治疗？

下肢动脉硬化闭塞症可分为轻微症状期、间歇性跛行期、静息痛期、溃疡和坏疽期。若下肢缺血症状轻，可进行药物治疗；若下肢缺血症状进行性加重，则需要在药物治疗基础上进行手术治疗。

手术治疗有开放手术和腔内介入手术两种手术方式。随着腔内介入技术的发展，越来越多的患者选择腔内介入手术方式，如球囊扩张血管成形术、支架植入术等。此种手术方式创伤小、恢复快，治疗后下肢动脉缺血症状可明显缓解。

5.得了"腿梗"需要注意什么？

第一，下肢出现发凉、麻木等症状时，应及时就诊明确病因，及早进行治疗，避免因延误治疗而造成下肢缺血症状加重；第二，戒烟，控制血压、血糖，降血脂，清淡饮食；第三，患肢保暖，但不要用热水泡脚，适度锻炼以促进侧支循环建立；第四，遵医嘱服用药物，定期门诊复诊。

6."腿梗"可以得到根治吗？

这是大家非常关心的问题，但是很遗憾，这一类疾病无法进行根治性治疗，药物治疗可延缓病情的发展、缓解症状，手术治疗后，下肢动脉缺血情况可以得到恢复，但仍需配合其他治疗来维持下肢动脉的长期通畅，防止复发。

急性下肢动脉栓塞

1.什么是急性下肢动脉栓塞？

生活中，我们有时会看到平时好好的一个人，突然就发生下肢剧烈疼痛，腿也凉了、皮肤也苍白了。这是怎么一回事呢？导致这种情况的罪魁祸首是急性下肢动脉栓塞。急性下肢动脉栓塞是指血栓栓子进入下肢动脉，沿动脉血流方向到达肢体远端，造成动脉血流阻塞从而引起肢体缺血改变甚至坏疽的一种疾病。它具有发病急剧、疼痛剧烈、病情进展快等特点。急性重症下肢动脉栓塞往往短时间内就可出现下肢肢体缺血坏死样改变。

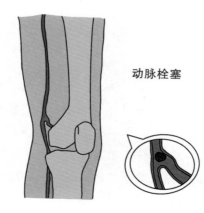

动脉栓塞

2.为什么会得急性下肢动脉栓塞？

急性下肢动脉栓塞是继发性疾病，由来自心脏或近侧动脉壁脱落的栓子堵塞下肢远侧肢体动脉所致。心源性最常见，尤其是房颤、心梗患者，容易在心脏内形成血栓。其次，动脉瘤、动脉粥样硬化患者也会继发动脉血栓形成。

3.得了急性下肢动脉栓塞有什么表现？

得病后会出现典型的"5P 征"：突然发生剧烈的患肢疼痛是最早出现的症状；远端肢体的周围神经因栓塞缺血引起麻痹及运动障碍；组织缺血后皮肤因皮下静脉丛血液排空而呈现苍白改变；栓塞动脉处远端的脉搏减弱或消失；栓塞受累肢体皮肤温度明显降低，肢体严重缺血 6 小时后即可出现坏死。若有上述一种或多种临床表现，一定要牢牢记住"黄金 6 小时"，及时去医院就诊治疗。

4.得了急性下肢动脉栓塞该怎样治疗？

对于急性下肢动脉栓塞患者，首选的治疗方法是手术治疗，即股动脉切开取栓术。手术治疗可以短时间内解除动脉栓塞情况并开通动脉血流以达到保肢目的。当然了，还有一些无法耐受手术的患者，他们可以采用腔内介入治疗，行下肢动脉吸栓、溶栓术来开通栓塞的动脉。除了手术，给予抗血小板及抗凝治疗也是治疗"两手抓"的重要途径。

5.得了急性下肢动脉栓塞需要注意什么？

第一，出现下肢突发急剧疼痛时应及时就诊，早发现、早治疗，以达到保肢目的；第二，患者往往患有心脏基础疾病，应坚持长期规律抗凝，预防再次发生急性下肢动脉栓塞;第三,患肢保暖,恢复期适度锻炼,已经发生坏疽的创面要定期换药。

6.治疗后的恢复效果怎么样?

急性下肢动脉栓塞是会造成截肢甚至危及生命的临床疾病。发病 6 小时内的患者采取手术治疗可取得显著效果,极少出现严重的并发症及后遗症。肢体长时间缺血患者术后可出现再灌注损伤、肌酐肾病综合征以及骨筋膜室综合征等情况的发生,影响患者预后。另外,需格外注意的是,急性下肢动脉栓塞可在短时间内再发,同样会影响患者治疗后的恢复情况。

颈动脉狭窄

1.颈动脉狭窄会导致脑卒中吗?

大家一提到"中风"就非常害怕,它还有另一个名字,就是脑卒中。我们知道,颈动脉是将血液由心脏输送至头、面、颈部的重要大血管,是脑的主要供血血管之一。颈动脉狭窄多数是由于颈动脉的粥样斑块形成导致颈动脉管腔的狭窄。当颈动脉出现狭窄时,大脑出现不同程度的缺血。60%以上的脑梗死由于颈动脉狭窄造成,严重的脑梗死可导致患者残疾甚至死亡。

2.为什么会得颈动脉狭窄?

动脉粥样硬化是导致中老年患者颈动脉狭窄最常见的病因,患者常常也伴有高血压、糖尿病、高脂血症、肥胖、吸烟等其他易导致心脑血管损害的危险因素。另外,颈动脉夹层以及与发育、炎症或自身免疫有关的血管病变,也可以导致颈动脉狭窄,这部分患者以青年为主。

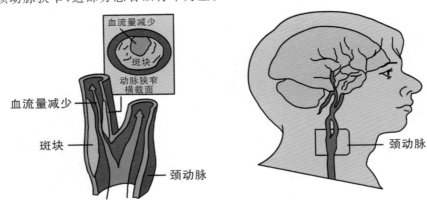

3.得了颈动脉狭窄有什么表现？

部分轻中度颈动脉狭窄患者可无临床症状，症状性颈动脉狭窄的临床表现主要与血管狭窄导致的脑缺血相关。根据发病的时间特点，可以分为短暂性脑缺血发作及卒中，而这两者的主要区别在于患者的缺血症状是否可在 24 小时内完全缓解。可以完全缓解的为短暂性脑缺血发作，而不能完全缓解的为卒中。

颈动脉狭窄导致的缺血症状主要包括头晕、记忆力与定向力减退、意识障碍、黑矇、偏侧面部和（或）肢体麻木和（或）无力、伸舌偏向、言语不利、不能听懂别人说的话等。

4.如何治疗颈动脉狭窄？

颈动脉狭窄的治疗主要包括危险因素的控制、药物治疗、手术治疗以及腔内介入治疗。其具体包括：适当运动，控制体重，避免肥胖，戒烟，少饮酒，合理控制血压、血糖、血脂等；服用稳定动脉粥样硬化斑块以及抗血小板聚集药物；颈动脉内膜切除术是目前唯一可以去除动脉粥样硬化斑块、重建正常管腔和血流的方法，是颈段颈动脉狭窄治疗的"金标准"；随着设备和器械的进步，颈动脉支架血管成形术逐渐开展和普及，并有取代 CEA 的趋势。

5.得了颈动脉狭窄需要注意什么？

第一，明确诊断后应该就诊于血管外科，以充分评估狭窄的颈动脉，对颈动脉狭窄进行病情分级；第二，如果暂不需要手术治疗，就需要坚持吃药，患者需要注意控制好血压，但血压并不是越低越好，低血压往往会造成颅内缺血加重；第三，清淡饮食，同时还应该注意把血脂、血糖控制好，另外要戒烟，还应避免一些激烈的头部运动，如过度扭转头部、挤压有狭窄一侧的颈部，都可能会造成病情加重；第四，定期复查颈动脉 B 超和 CT 也非常重要。

6.治疗后的恢复效果怎么样？

颈动脉狭窄是一种慢性疾病，如能及早诊断进行干预，不管是手术还是腔内介入治疗，均可明显减轻颈动脉狭窄程度，相应临床症状会获得明显改善，一般预后较好。但需要重视的是，颈动脉狭窄有复发可能，治疗后应积极控制患病危险因素，加强日常生活管理。

为什么两侧上肢血压不一样?

1.锁骨下动脉盗血综合征与血压的偏差有什么关系?

锁骨下动脉盗血综合征是指锁骨下动脉或头臂干近端发生部分或完全性闭塞,由于虹吸作用,患侧椎动脉中的血液发生逆流,进入患侧锁骨下动脉的远端,导致椎-基底动脉缺血性发作和患侧上肢缺血。患侧上肢血压降低,两上肢收缩压可相差20～70毫米汞柱。

2.为什么会得锁骨下动脉盗血综合征?

动脉粥样硬化这一全身性血管损害是中老年患者最常见的病因,而青年患者则以动脉炎多见。同时,还有先天性发育异常、外伤性损伤、上肢较大的动静脉瘘等原因。

3.得了锁骨下动脉盗血综合征有什么表现?

早期患者一般无明显症状,但当出现缺血情况时,会表现出典型症状。患肢缺血表现为患侧上肢活动不灵、麻木、乏力、发冷、脑动脉搏动减弱或消失、血压收缩压较健侧低20 mmHg以上。椎-基底动脉缺血的患者表现为眩晕、视力障碍、头痛、意识障碍、晕厥等,常为一过性或反复发作。

4.如何治疗锁骨下动脉盗血综合征?

该病目前的治疗方式主要为手术治疗,配合药物及其他治疗方式。手术治疗是治疗锁骨下动脉盗血综合征的根本方法,可快速恢复椎动脉的顺行血流以缓解临床症状。最常用的手术方式有颈动脉-锁骨下动脉人工血管搭桥术和锁骨下动脉腔内血管成形及支架置入术。术后配合抗凝、溶栓等药物治疗,可预防血栓复发。

5.得了锁骨下动脉盗血综合征需要注意什么?

第一,患者应忌用血管扩张剂及降压药,避免加重病情;第二,患者术前应注意减少活动,术后24小时内避免颈部活动;第三,患者应清淡饮食、戒烟戒酒、规避动脉粥样硬化的危险因素;第四,注意日常病情监测,一旦发现异常情况，及时就诊。

6.治疗后的恢复效果怎么样？

锁骨下动脉盗血综合征患者如及早行手术治疗，一般在手术后数小时即可迅速改善脑部和上肢缺血症状；若治疗不及时，会导致缺血症状加重，也可导致患者预后不良，出现手部功能障碍、发作性轻偏瘫等后遗症。

肾动脉狭窄

1.肾动脉狭窄与高血压有什么关系？

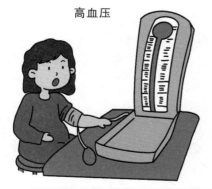

高血压

有一种疾病可以引起顽固性高血压，有时候吃上 2～3 种降压药也无法将血压恢复正常，这个病就叫肾动脉狭窄。肾动脉狭窄可以引起肾血管性高血压，这是由于肾缺血刺激肾素分泌，体内肾素-血管紧张素-醛固酮系统（RAAS）活化，外周血管收缩，水钠潴留而形成。

2.为什么会得肾动脉狭窄？

肾动脉狭窄常由动脉粥样硬化及纤维肌性发育不全引起，在亚洲地区，还可由大动脉炎导致本病。动脉粥样硬化是最常见病因，约占肾动脉狭窄患者的 80%，主要见于老年人，而后两种病因则主要见于青年人，女性居多。

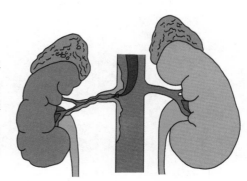

3.肾动脉狭窄有什么表现？

临床上主要表现为肾血管性高血压和缺血性肾病。

肾血管性高血压与原发性高血压的区别在于：①年龄多在 35 岁以下和 55 岁以上，而以年轻人发病较多见；②病史短，病情发展快；③原有较长期高血压突然加重；④腹部或腰部疼痛或损伤后血压急剧升高（提示肾动脉栓塞或肾动脉夹层动脉瘤）；⑤多无高血压家族史；⑥一般抗高血压药物治疗效果不满意。

缺血性肾病：肾功能缓慢进行性减退，夜尿多，尿比重及渗透压减低，肾小球滤过率下降，血清肌酐增高。尿改变常轻微。

4.如何治疗肾动脉狭窄？

目前，有如下三种治疗方法：①肾动脉球囊扩张血管成形术，此治疗尤适用于纤维肌性发育不全患者，动脉粥样硬化及大动脉炎患者在扩张术后易发生再狭窄，故在扩张后行支架置入术；②肾动脉内膜切除术、旁路搭桥术及自体肾移植术可使病肾重新获得血供；③药物治疗，帮助控制高血压，改善症状。

5.得了肾动脉狭窄需要注意什么？

第一，肾动脉狭窄是慢性疾病，恢复期较长，患者应严格规范服药；第二，患者应劳逸结合，注意控制血压，遵医嘱服用降压药物；第三，患者应进行低盐、低脂饮食，适当运动。

6.治疗后的恢复效果如何？

肾动脉狭窄引起的高血压，如早期诊断明确，经积极外科治疗后疗效确切，病情可立即改善，预后好；若无法行外科治疗，则以药物治疗为主，虽能控制高血压，但病肾的缺血状况难以纠正，会出现肾损害加重，并可有其他并发症发生，预后差。

肠系膜血管缺血性疾病

1.什么是肠系膜血管缺血性疾病？

临床上，有一种特殊的腹痛由肠系膜血管缺血性疾病引起，是一类因为多种原因引起肠系膜血流减少或中断，导致肠道发生缺血坏死和运动功能障碍的综合征。根据发病持续时间不同，可分为急性和慢性肠系膜血管缺血性疾病，但均会引起腹部不同程度的疼痛等。

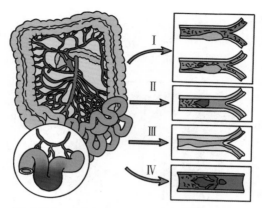

肠系膜血管缺血性疾病分型（根据发病原因）：
Ⅰ型：肠系膜动脉夹层型；Ⅱ型：肠系膜动脉栓塞型；
Ⅲ型：肠系膜动脉狭窄型；Ⅳ型：肠系膜静脉血栓型

2.为什么会得肠系膜血管缺血性疾病？

临床上，可以引起肠系膜血管缺血的疾病原因很多，有肠系膜上动脉栓塞、肠系膜上动脉血栓形成、肠系膜上静脉血栓形成和非闭塞性肠系膜供血不足。本病多见于老年人，尤其是患有动脉粥样硬化、房颤、门脉高压症和门静脉海绵样变性患者。

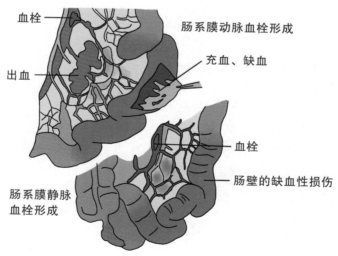

3.得了肠系膜血管缺血性疾病有什么表现？

该病的主要临床表现是程度不同的腹痛，早期发病时，患者腹部体征较轻，但随着病情发展,会出现腹痛进行性加重、肠鸣音消失、腹胀以及腹膜炎体征。患者可伴有发热、腹泻、频繁恶心呕吐、呕血和便血等症状,严重者会发生广泛性肠坏死、感染性休克及多器官功能衰竭,危及生命。

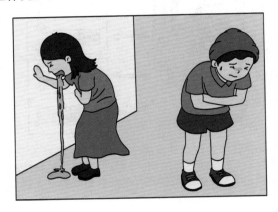

4.如何治疗肠系膜血管缺血性疾病?

如果有人得了这种病,早期病情轻、无腹膜炎体征、生命体征平稳时,可首先给予基础和药物治疗,如补液、纠正水电解质酸碱平衡紊乱、抗炎、抗凝治疗,同时,配合腔内介入方式行肠系膜上动脉吸栓治疗或给予溶栓、扩血管药物治疗。若患者出现腹膜炎体征,则高度提示易发生肠管坏死,此时应立即行肠切除手术及肠系膜血管取栓术。

5.得了肠系膜血管缺血性疾病需要注意什么?

第一,在出现不明原因腹痛时,患者应及早于医院就诊以评估肠系膜血管是否存在缺血;第二,患者发病时应禁食并进行肠外营养等基础治疗,以减轻肠道功能负荷,避免造成肠道缺血加重;第三,经治疗,症状缓解后应进食易消化食物,少食多餐;第四,遵医嘱按时服用抗凝药等药物,积极治疗原发基础病变,定期门诊复诊。

6.治疗后的恢复效果怎么样?

肠系膜血管缺血性疾病多为急性起病,起病来势凶险,波及肠道范围广,是一种临床上死亡率很高的疾病。如患者得到及时有效的诊治,一般预后较好;但在很多情况下,患者容易因诊断延误而未能得到及时诊治,最终导致肠坏死及多器官衰竭，威胁生命安全。

怎样赶走满腿的"蚯蚓"？

1.为什么有些人腿上会有"蚯蚓"？

夏天的时候，我们会经常在大街上看到有些人的腿上"趴"着一些"蚯蚓"，细看才发现是粗大的静脉，严重影响美观。其实，这是下肢静脉曲张，是一种常见疾病，主要是下肢浅表静脉发生瓣膜功能障碍而导致的疾病，静脉内血液返流造成血液淤滞及静脉高压，长此以往导致受累的静脉壁扩张、膨出和迂曲。迂曲常呈现为条索状或团块状，也是大家常说的"青筋凸起"。

2.为什么会得下肢静脉曲张？

下肢静脉曲张多见于从事持久重体力劳动、长时间站立工作或下肢活动少的人员。站立时，重力往下，血液要从最远端的地方返回心脏，如果静脉功能不全，静脉会发生扩张、曲张，导致下肢静脉高压。而静脉瓣膜功能不全和静脉高压恰恰是下肢静脉曲张的主要发病原因。

3.下肢静脉曲张有什么表现？

发病早期，患者会出现双腿酸胀不适、患肢沉重乏力、轻度水肿，长时间站立和午后感觉症状加重，平躺下肢抬高时症状明显缓解，有时会出现小腿肌肉痉挛。

发病后期，患者的小腿中下 1/3 处足靴区会出现皮肤营养不良性改变症状，皮肤萎缩脱屑、色素沉着、皮肤和皮下组织硬结、湿疹和溃疡。有时还会并发血栓性浅静脉炎和急性淋巴管炎。

4.如何治疗下肢静脉曲张？

下肢静脉曲张的治疗方法包括压力治疗、药物治疗和手术治疗三大类。

压力治疗指的是穿弹力袜或用弹力绷带外部加压，可以改善下肢沉胀不适症状，并能延缓病情进展。下肢静脉曲张各个阶段的患者都需要进行药物治疗，药物可以有效减轻严重静脉曲张患者的症状。手术治疗则可以去除曲张静脉，消除症状，并有效预防复发，传统手术方式是大隐静脉高位结扎剥脱＋曲张静脉剥脱结扎术。近年来开展的腔内激光、射频和微波配合硬化剂注射压迫治疗也有良好疗效,具有手术创伤小、术后恢复快等优势。

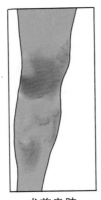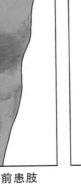

术前患肢　　　　　　术后患肢

5.得了下肢静脉曲张需要注意什么?

第一,患者应注意休息,休息时抬高下肢,避免久站久坐,适度运动;第二,患者应选择合适尺码的医用弹力袜并规范穿戴;第三,患者症状轻微时可采用非手术方式治疗,若出现症状加重并发生并发症,应尽早选择手术方式进行治疗,术后服用静脉活性药物;第四,患者应避免出现下肢皮肤破损,若下肢发生溃疡,应定期换药,保持创面清洁干燥。

6.治疗后的恢复效果如何?

对于症状轻微、曲张不严重的患者,压力治疗可延缓病情进展并缓解症状;对于症状严重且有手术指征的患者,进行手术治疗效果较好,但存在一定的复发率。

什么是"大象腿"?

1."大象腿"是什么病?

由于淋巴液回流障碍引起的局部水肿称为淋巴水肿。由于某些原因可导致淋巴液在皮下组织积聚,继而引起纤维增生、脂肪硬化,后期出现肢体肿胀、皮肤增厚、粗糙,坚如象皮,故又称"象皮肿""大象腿"。淋巴水肿可发生于外生殖器和四肢，而以下肢最多见。

2.为什么会得下肢淋巴水肿?

下肢淋巴水肿发病原因分为原发性和继发性。原发性淋巴水肿由淋巴管发育异常所致，大多数为淋巴管发育不良，少数为淋巴管异常增生扩大。继发性淋巴水肿常见于链球菌感染或因癌症施行放射治疗和淋巴结清扫术后发生的淋巴水肿。

3.下肢淋巴水肿的患者有什么表现?

下肢淋巴水肿患者主要表现为一侧肢体肿胀，开始于足踝部，以后涉及整个下肢。该病早期，富含蛋白质的淋巴液在组织间隙积聚，形成柔软凹陷性水肿，皮肤尚正常。该病晚期，由于组织间隙中积聚的蛋白浓缩，皮下组织的炎症和纤维化等原因，水肿呈非凹陷性，皮肤增厚、干燥、粗糙、色素沉着，出现疣或棘状物。

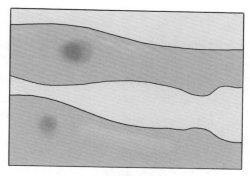

下肢淋巴水肿

4.如何治疗下肢淋巴水肿?

（1）非手术疗法：包括抬高患肢、穿弹力袜、限制水盐摄入、使用利尿剂、预防感染以及捆绑疗法。

（2）手术治疗：全皮切除＋植皮术；真皮皮瓣埋藏术；带蒂大网膜移植术；淋巴管-静脉吻合术或淋巴结-静脉吻合术。

5.得了下肢淋巴水肿需要注意什么?

第一，患者应清淡饮食、控制体重、避免脂肪堆积；第二，患者可在压力治疗基础上进行适度运动，避免疲劳、暴力或远距离运动；第三，患者应注意皮肤护理，积极治疗足癣，避免皮肤损伤、防治感染发生，如发生感染发热，应及时就医诊治；第四，患者不可进行针灸、拔罐、泡脚、泡温泉、蒸桑拿等行为，注意袜口、短裤不应过紧。

6.治疗后的恢复效果怎么样？

下肢淋巴水肿可能会有后遗症。下肢淋巴水肿的后遗症会导致肢体肿胀，移动时会加重，若伴有细菌感染，会形成淋巴管炎，主要症状是皮肤红肿、皮肤温度升高和压痛等。若没有及时治疗，感染会进一步加剧，若下肢出现严重淋巴水肿，会导致下肢肿胀，造成肢体功能障碍，影响患者行走，甚至导致患者无法行走。

静脉血栓栓塞症

1.静脉血栓栓塞症的"栓"是什么栓？

这个"栓"是指血液在静脉内不正常地凝结，使血管完全或不完全阻塞，属静脉回流障碍性疾病，统称静脉血栓栓塞症，包括深静脉血栓形成和肺动脉栓塞。本病常急性发作，以下肢深静脉血栓形成最为常见。新发病 14 天内为急性期，15～30 天为亚急性期，30 天以后为慢性期。

2.为什么会得静脉血栓栓塞症？

深静脉血栓形成的危险因素包括静脉血流滞缓、静脉壁损伤（血管内膜损伤）和血液高凝状态。常见因素包括：瘫痪、手术麻醉、长期卧床、术中使用止血带、静脉内注射各种刺激性溶液和高渗溶液、静脉局部挫伤、撕裂伤或骨折碎片创伤、感染、外伤、输血等。

3.静脉血栓栓塞症患者有什么表现？

患者发生下肢深静脉血栓形成的患肢有不同程度的疼痛、肿胀和沉重感，皮肤温度升高，活动后症状加重，患肢皮肤颜色可正常，或呈紫红色，有时伴有发热、心率加快等症状，双下肢相应平面周径相差 0.5 厘米以上。因静脉血栓脱落发生肺动脉栓塞的患者会出现不明原因的呼吸困难、胸痛、晕厥、咯血、缺氧、心率加快等症状。

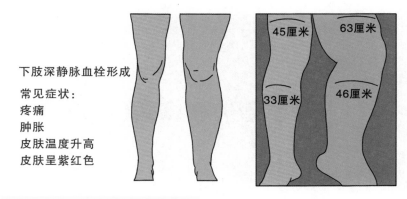

下肢深静脉血栓形成

常见症状：
疼痛
肿胀
皮肤温度升高
皮肤呈紫红色

45厘米　63厘米

33厘米　46厘米

4.如何治疗静脉血栓栓塞症？

发生静脉血栓栓塞症的患者可采取药物治疗、手术治疗以及下腔静脉滤器置入术等治疗方法。

药物治疗：抗凝治疗是主要治疗措施，可以有效防止血栓再形成和复发；溶栓治疗适用于急性期、无溶栓禁忌、严重下肢深静脉血栓和肺栓塞的患者。

手术治疗：目前多采取腔内介入手术方式，包括导管接触性溶栓、经皮机械血栓清除术、静脉球囊扩张术、髂静脉支架植入术。下腔静脉滤器置入术适用于抗凝治疗有禁忌、抗凝治疗无效或其他临床认为致死性肺栓塞的高危患者。

5.得了静脉血栓栓塞症需要注意什么？

第一，当出现不明原因的下肢肿胀或呼吸困难时，应尽早就医，评估是否发生静脉血栓栓塞性疾病；第二，急性期内，患肢应局部制动并抬高，减少下肢活动，忌按摩患肢及做踝泵运动；第三，患者应注意下肢肢体肿胀情况及腿围变化；第四，患者应足量、足疗程服用抗凝药物和血管活性药物，视病情科学穿戴医用弹力袜。

6.治疗后的恢复效果如何？

静脉血栓栓塞症的预后存在一定的个体差异，主要与是否及时诊治、是否存在基础疾病以及栓塞范围有关。如果可以及时诊断并进行专业治疗，可有效预防静脉血栓蔓延、加重以及致死性肺动脉栓塞，并可降低肺动脉压；如果不及时进行治疗，会显著影响患者的生活质量，甚至可能会导致患者死亡。术后继续规范药物治疗也可有效预防静脉血栓栓塞症复发、慢性肺动脉高压和血栓后综合征的发生。

（李光新　于剑）

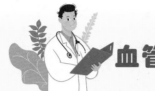

血管外科疾病（主动脉）

主动脉的一般知识

1.什么是主动脉？

心脏是人体内最重要、最不可或缺的器官之一，而主动脉则是连接心脏和全身各个部位的必经之路。它就像是人体的"高速公路"一样，不仅连接着心脏和全身各个部位的血液循环系统，还能够分出多条支路，为不同的组织和器官提供血液和营养物质，确保整个人体系统健康运转。

2.主动脉包括哪些结构？

将主动脉划分成多个部分，主要是为了便于描述和理解主动脉的解剖结构，以及便于在临床诊断和治疗中进行定位和处理不同部位的病变。主动脉大

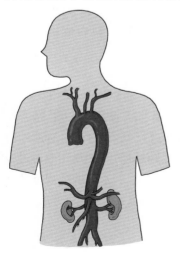

体形态像一根头朝上的撬棍，头连着心脏，尾巴连着腿上的血管。主动脉可以划分为以下三个部分：

（1）升主动脉：相当于撬棍的头部，起始于心脏，是主动脉的起始部分，向上延伸至胸腔。

（2）主动脉弓：相当于撬棍的弯曲部分，像一条弓一样，所以被称为主动脉弓，它会发出向上的分支血管，供应头颅和双臂的血液。

（3）降主动脉：相当于撬棍的握把，其中上半部分走在胸腔，叫作胸主动脉，下半部分走在腹腔，叫作腹主动脉。腹主动脉继续向下，分出

左右各一条髂动脉，走在两侧大腿窝的位置，供应双下肢血液。

3.主动脉有什么作用？

总体来说，主动脉主要有三个功能，包括输送氧气和营养物质、维持血压以及缓冲作用。

（1）输送氧气和营养物质：主动脉是离开心脏的最大的动脉，它将氧气和营养物质从心脏输送到全身各个组织和器官，确保它们能够正常运作，这也是主动脉最重要的功能。

（2）维持血压：主动脉负责将被心脏泵出的血液送达全身，它的弹性壁能够帮助维持血液的正常流动，并且在心脏收缩时，它能像水库一样先储存一部分血液，然后将其在心脏放松时，也就是血管相对缺血时释放出来，帮助维持持续的血液流动，从而保持正常的血压。

（3）缓冲作用：主动脉的弹性壁可以缓冲心脏的搏动，使得血液能够以相对平稳的速度流向全身各处，保护身体各组织不受心脏搏动的过大冲击。

4.如何对主动脉进行自查？

一般来说，大多数主动脉疾病很难通过自查发现，通常需要进行专业的医学检查才能够准确诊断。虽然自查不能替代专业医生的诊断，但通过关注身体症状、定期测量血压、关注心脏和脉搏情况，还是可以帮助早期发现主动脉疾病的风险，从而及时就医并接受治疗。下面是几个平时我们可以用到的关于主动脉疾病的简单的自查方法：

（1）注意身体症状：主动脉疾病可能引起一些特定身体症状，如突发的剧烈胸痛、呼吸困难、背部疼痛、咳嗽、声音嘶哑、腿部水肿等，出现这些症状时应及时就医。

（2）定期测量血压：高血压是主动脉疾病的一个危险因素，因此，定期测量血压对于早期发现问题非常重要。如果血压持续升高，应及时就医。

（3）注意心脏和脉搏：不规律的心跳、心悸、脉搏异常等可能与主动脉疾病相关，需要引起警惕并向医生咨询。

5.主动脉疾病有哪些常见辅助检查？

（1）超声心动图：超声心动图是主动脉疾病的首选检查方法之一，相对经济且高效。它可以提供关于主动脉瓣是否关闭不全（检查血管的阀门是否正常）、主动脉根部扩张程度、主动脉夹层等信息。

（2）CT血管造影：CT血管造影利用CT扫描血管来生成高分辨率的血管影像。它可以用来评估主动脉瘤、主动脉瓣关闭不全、主动脉夹层等问题。

（3）MRI血管造影：MRI血管造影利用磁场和无害的无线电波来生成详细的血管影像。它可以提供与CT血管造影类似的信息，但不涉及放射线。

（4）血管超声检查：血管超声检查可以用来评估主动脉瘤、主动脉瓣关闭不全等问题，同时也可以评估主动脉内膜撕裂等疾病。

（5）血管造影：血管造影是一种介入性检查方法，通过在血管内注入对比剂并进行X光成像来评估主动脉疾病。它在诊断主动脉疾病中的准确性是最高的。

（6）血液检测：血液检测可以用来评估有无炎症、血压、胆固醇水平等，这些指标对于评估和监测主动脉疾病具有重要意义。

6.如何选择主动脉疾病的辅助检查？

一般来说，超声心动图是最常用的首选检查方法，因为它具有无创伤、无放射线、易于操作、诊断可信度高等优点。如果需要更详细的影像信息，可以考虑进行CT或MRI血管造影检查。对于特定情况下需要做介入治疗或外科手术的患者，血管造影可能是必要的。血液检查则可以作为辅助手段，帮助评估患者的整体状况和手术风险。最终的选择还需由医生根据具体情况和临床需要来决定。

7.主动脉疾病有哪些？

主动脉疾病是指影响主动脉的各种疾病和病变，包括以下几种常见的情况：

主动脉疾病主要以主动脉瘤、主动脉夹层较为常见，其他还有一些少见的主动脉疾病，如主动脉炎、主动脉缩窄等。主动脉疾病可以非常严重，因为主动脉是身体最大的动脉，负责将氧合血液从心脏输送到全身的各个组织。一旦主动脉发生严重疾病，可能会对整个体循环系统造成严重影响，甚至危及生命。因此，对于主动脉疾病，及时的诊断和治疗非常重要。

主动脉夹层

1.什么是主动脉夹层？

主动脉由三层结构组成，分别被称作内膜、中膜和外膜。正常情况下，这三层膜紧密连接在一起，好比装修时使用的三合板。所谓主动脉夹层，是指各种原因导致主动脉的内膜撕裂，高压血液冲入撕裂口，形成两个几乎平行的通道，使得血液在主动脉内部形成一个假性管道。这个假性通道可能会扩大，导致内脏器官缺血、主动脉破裂和其他严重并发症。

2.主动脉夹层有哪些病因？

主动脉夹层的具体病因还不是非常清楚，但目前认为以下因素可能与其发生有关：①高血压：长期高血压会增加主动脉内压力，使得血管壁承受过大的力量，从而容易导致夹层形成。②动脉粥样硬化：动脉粥样硬化是一种动脉壁疾病，会使得血管壁失去弹性、变硬，从而也会增加主动脉内部压力，使其更容易发生夹层。③马凡综合征：马凡综合征是一种遗传性疾病，患者主动脉壁变薄易受损，可较早促进主动脉夹层发生。④外伤：剧烈的身体外伤，如跌落、车祸等，也可能导致主动脉内部撕裂。⑤先天缺陷：个别人群存在先天性主动脉结构异常，如主动脉缩窄、二尖瓣畸形等，这些都可能增加夹层的风险。⑥妊娠。⑦罕见病因如梅毒、心内膜炎、系统性红斑狼疮等。

3.主动脉夹层有什么常见症状？

（1）剧烈、突发性胸痛：常常被描述为"撕裂样"或"刀割样"的持续性难以忍受的锐痛，可以辐射到背部或腹部。

（2）呼吸困难：由于夹层压迫气道或液体积聚在肺部导致。

（3）背部疼痛：特别是在夹层累及背部的情况下，背部疼痛会比较明显。

（4）血压不稳定：由于夹层影响了主动脉内血液的正常流动，可能出现血压升高或下降。

（5）神经系统症状：如意识改变、昏迷、瘫痪等，这是因为夹层可能压迫或损伤周围神经组织。

4.主动脉夹层的发病率高吗？

主动脉夹层的发病率可能会因地区、年龄和性别等因素而有所不同。根据全球范围内的流行病学调查数据，主动脉夹层的发病率大约在每年每 10 万人中有 2～3 例。虽然主动脉夹层相对其他常见疾病的患病率较低，但由于主动脉夹层的病情严重，一旦发生，常常会危及患者生命，因此需要及时诊断和治疗。

5.身边的人疑似发生主动脉夹层，我们应该怎样处理？

在发现家人发生主动脉夹层时，首先需要立即拨打急救电话寻求医疗救助。在等待急救人员到达的过程中，可以采取以下措施：

（1）保持患者安静：让患者保持安静，不要激动或过度活动，以减少主动脉的压力和减缓血液流动速度。

（2）不要让患者进食或饮水：避免进食或饮水是为了减少患者的代谢率，以减轻心脏负担。

（3）切勿让患者服用任何药物：除非有医生指示，否则患者在发生主动脉夹层后不应服用任何药物，以避免影响血压和心率。

（4）提供心理支持：对于意识清醒的患者，提供心理支持和安慰，帮助其保持镇定。

（5）记录症状和时间：尽量记录患者出现的症状以及症状出现的时间，这将有助于医生做出诊断和治疗。

6.急性主动脉夹层严重吗？

如果急性主动脉夹层得不到及时治疗，它可能导致主动脉破裂，造成严重的内出血，在这种情况下，患者的生命将受到严重威胁。据统计，在急性主动脉夹层患者中，约 24％的患者在入院前便已经不幸离世，而未经处理的主动脉夹层患者在 6 小时内的死亡率约为 23％，在 1 周内的死亡率则达到了 68％。因此，一旦怀疑患有急性主动脉夹层，应立即就医，以便及时进行诊断和治疗。

7.A 型夹层和 B 型夹层有什么区别吗？

A 型主动脉夹层和 B 型主动脉夹层在解剖位置、临床表现和治疗方案上有不同的特点。

（1）解剖位置：无论夹层起源于哪一部位，只要累及升主动脉便称为 A 型，而夹层起源于胸降主动脉且未累及升主动脉者称为 B 型。

（2）临床表现：A 型主动脉夹层的临床表现通常更为严重，患者可能会出现胸痛、呼吸困难、心慌等症状，甚至伴有危及生命的出血；B 型主动脉夹层的临床表现相对较轻，患者可能会出现背部疼痛、血压升高等症状，但通常不伴有直接危及生命的情况。

（3）治疗方案：A 型主动脉夹层需要紧急手术干预，以防止主动脉破裂和严重出血；B 型主动脉夹层则可以采用药物治疗，必要时考虑手术治疗。

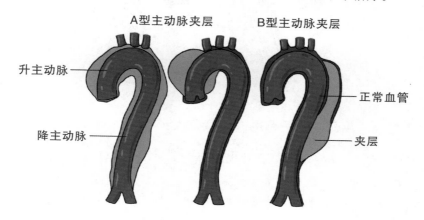

8.主动脉夹层有哪些主要治疗手段？

主动脉夹层的治疗手段主要包括药物治疗、介入治疗和手术治疗。其具体的治疗手段会根据患者的具体情况、夹层的位置和临床表现而有所不同。

（1）药物治疗：①降压药物：用于控制血压，减轻主动脉内压力，降低夹层进展和破裂的风险，常用的降压药物包括倍他乐克、异搏定等。②心脏药物：如倍他乐克，主要起到减慢心率、降低心脏收缩力、减轻主动脉负荷的作用。③抗凝药：其用于预防血栓形成，减少血栓引起的并发症风险。④镇痛药：如吗啡等。

（2）血管内介入治疗：其是微创治疗，如经导管植入支架（主动脉内膜支架）等，就是在病变动脉里面放一个带膜的支架，支架的形状是一根管子，相当于做一个内衬，从里面支撑，从而减少夹层扩张和破裂的风险。

（3）手术治疗：对于 A 型主动脉夹层，特别是在紧急情况下，常常需要进行主动脉置换术，即将患部主动脉进行切除，然后用人工血管或患者自己身上的血管进行修复。

在治疗主动脉夹层时,需要综合考虑患者的年龄、整体健康状况、夹层的位置和程度等因素,制定个性化的治疗方案。早期发现和干预主动脉夹层至关重要,及时采取合适的治疗措施可以有效降低患者的并发症和死亡风险。

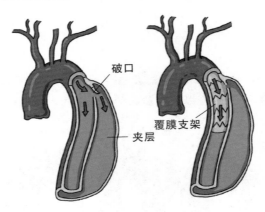

9.主动脉夹层手术后有哪些注意事项?

术后需要密切遵循医嘱,进行规范的恢复和管理,以确保术后的身体状况得到有效控制和改善。

(1)定期复查:患者术后需要定期进行医生指导的复查,包括进行影像学检查,如 CT 扫描或 MRI,以确保主动脉夹层的情况得到有效控制,术后恢复情况符合预期。

(2)服药指导:患者应遵医嘱按时、按量服用药物,包括抗凝药物或其他心血管相关药物。特别是使用抗凝药物时需要严格按照医嘱,避免忽略或过量使用。

(3)体力活动:患者术后需要遵循医生的指导进行体力活动,通常需要进行适当的休息和恢复。在康复期间应避免剧烈运动和提起重物,逐渐增加体力活动的强度,并根据医生的建议进行有规律的锻炼。

(4)饮食调理:患者术后需要遵循医生或营养师的指导,进行合理的饮食调理,包括限制高盐、高脂肪食物的摄入,增加蔬菜水果等健康饮食习惯。

(5)注意观察体征:患者术后需要密切关注自身的身体状况,如血压、心率、呼吸等生命体征,及时发现异常情况并向医生寻求帮助。

(6)避免压力和焦虑:患者术后需要保持心情舒畅,避免长时间焦虑和紧张,可以通过适当的心理疏导和支持来缓解焦虑情绪。

主动脉瘤

1.什么是主动脉瘤？

主动脉瘤指的是主动脉壁的一部分出现异常扩张，就好像气球壁膨胀了一样。这种异常扩张可能会导致主动脉壁变薄，在严重情况下可能会导致血管破裂，引起严重的出血，危及患者的生命。

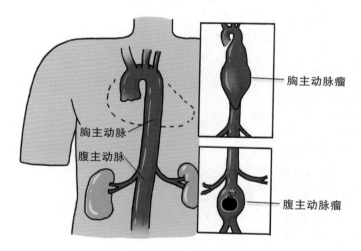

2.主动脉瘤的病因是什么？

主动脉瘤是主动脉的异常扩张，通常是由于主动脉壁的血管弹性和结构受损引起。主动脉瘤的病因可以是多种多样的，大致分为局部性和全身性两大类。局部病因主要有机制不明的血管退化，继发于主动脉夹层，主动脉瓣膜病变（就是阀门坏了）和局部创伤病变。全身性病因有遗传性疾病，如上面提到过的马凡综合征等；自身免疫疾病，即动脉被自身细胞攻击，如白塞病；病原微生物感染，如细菌（黄色葡萄球菌是最常见的致病菌）、真菌、梅毒等；其他如动脉粥样硬化、动脉炎等。

3.主动脉瘤有哪些常见症状？

主动脉瘤的症状取决于其大小、位置和对周围组织的影响。在早期阶段，主动脉瘤可能不会引起任何症状，特别是当瘤体较小或位于较为隐蔽的位置

时。当动脉瘤持续增大到一定程度,则可能会出现以下症状:

(1)胸痛:主动脉瘤可能导致胸痛或背部疼痛,这种疼痛通常是持续性的,并可能向下延伸至腰部或下腹部。

(2)脉动性肿块:当主动脉瘤达到一定大小时,患者可能会在腹部或胸部感觉到肿块或脉动,这是由于主动脉瘤扩张压迫周围组织所致。

(3)呼吸困难:如果主动脉瘤扩张到影响肺部或气管,患者可能会感到呼吸困难。

(4)局部组织缺血:动脉瘤部位更容易形成血栓,可使管腔狭窄、血供减少;血栓脱落可引起栓塞。

(5)血压不稳定:主动脉瘤可能影响血管的正常功能,导致血压升高或降低。

(6)恶心、呕吐和出汗:这些症状通常出现在主动脉瘤发生破裂或渗漏时。

4.腹主动脉瘤是恶性肿瘤吗?

不是。腹主动脉瘤是指主动脉在腹部发生局部扩张,形成类似球形或椭圆形的血管瘤。动脉瘤通常是由于主动脉壁的血管细胞发生损伤或退行性病变而引起的,而并不是癌变。腹主动脉瘤通常是慢性疾病,可能在患者毫无症状的情况下发现,但如果瘤体增大或破裂,则可能导致严重的出血和危及生命的情况。因此,对于有腹主动脉瘤的患者来说,定期随访和治疗非常重要。

5.主动脉瘤会像恶性肿瘤一样转移吗?

不会。主动脉瘤其实不是肿瘤,只是主动脉的气球样扩张,因此也不可能像恶性肿瘤一样转移。但是,由于动脉硬化等基础疾病是全身性的,常累及主动脉全程,因此,尚未形成动脉瘤的节段,今后仍有可能形成新的动脉瘤。

6.主动脉瘤有哪些治疗方式?

治疗主动脉瘤的方式取决于病情的严重程度、患者的整体健康状况,以下是主动脉瘤的常见治疗方式:

(1)手术修复:手术是治疗主动脉瘤的主要方式之一,可以通过开放手术或内镜手术来修复主动脉瘤。

(2)血管内修复术:其也称为"介入治疗"。在血管内修复术中,医生会在动脉瘤里面放一个带膜的支架,就是一个管子,相当于做一个内衬,从里面进行封堵。

（3）药物治疗：目前，对动脉瘤药物治疗的研究还不够充分，因此药物治疗在动脉瘤的治疗中作用目前相对较小。

（4）定期监测：对于一些小而稳定的主动脉瘤，医生可能会选择定期监测患者的情况，通过定期的影像学检查来观察主动脉瘤的生长情况，以决定是否需要治疗。

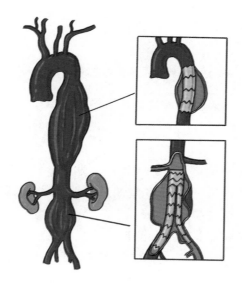

7.动脉瘤为什么需要治疗？

因为动脉瘤严重时会破裂，像自行车轮胎爆胎一样，偶尔也会像轮胎慢跑气一样，还有一线抢救希望，但多数无法抢救。因此，手术或药物治疗以降低动脉瘤破裂风险非常重要。

8.什么情况下主动脉瘤需要手术治疗？

一般来说，主动脉瘤需要手术治疗的最佳时机取决于多个因素，包括主动脉瘤的大小、位置、增长速度、症状以及患者的整体健康状况等。

（1）大小和增长速度：一般来说，主动脉瘤的直径超过5.5厘米（或者在某些情况下达到6厘米）时需要考虑手术治疗。此外，如果主动脉瘤增长速度快，即使直径较小，也可能需要手术干预。

（2）位置：主动脉瘤的位置也会影响治疗决策。例如，如果主动脉瘤位于主动脉起始部,通常需要更紧急的手术干预,因为这个位置的主动脉瘤更容易发生破裂并造成严重后果。

(3)症状:如果主动脉瘤引起了症状,如胸痛、呼吸困难、声音嘶哑等,通常会考虑手术治疗,因为这可能意味着主动脉瘤已经对周围器官产生了压迫或影响。

(4)患者的整体健康状况:医生会综合考虑患者的整体健康状况,包括年龄、存在的其他疾病、手术风险等因素,来确定是否需要手术治疗,以及何时进行手术。

9.患有主动脉瘤的患者在日常生活中有哪些注意事项?

患有主动脉瘤的患者需要密切关注自己的健康状况,保持良好的生活习惯,并积极接受医生的治疗和监测。及时发现并处理问题能够最大限度地降低主动脉瘤带来的风险。

(1)定期复诊:主动脉瘤是一个严重的疾病,患者需要经常接受医生的监测。患者应该密切遵循医生的建议,定期进行心脏超声或其他相关检查,以监测主动脉瘤的大小和病情变化。

(2)控制血压:高血压是主动脉瘤形成的一个危险因素。患者需要保持正常的血压水平,可能需要采取药物治疗或改变生活方式来控制血压。

(3)避免剧烈活动:避免进行剧烈的体力活动或举重等会增加主动脉压力的活动,以减少主动脉瘤破裂的风险。

(4)饮食控制:保持健康的饮食习惯,限制高盐、高脂肪和高胆固醇食物的摄入,有助于控制血压和减轻心脏负担。

(5)戒烟和限制饮酒:吸烟和过量饮酒会增加主动脉瘤破裂的风险,患者应尽量戒烟并限制饮酒。

(6)预防便秘:便秘时,粪便在肠道内停留时间较长,会导致肠道内压力增加,进而增加腹腔内压力。这会对主动脉壁施加额外的压力,增加主动脉瘤破裂的风险。

(7)密切观察症状:患有主动脉瘤者应密切观察自己的身体状况,特别是胸部疼痛、呼吸困难、背部疼痛等症状。一旦出现异常,应及时就医。

10.发现主动脉瘤后是否必须立即卧床静养?

发现主动脉瘤后是否必须立即卧床静养需要根据患者的具体情况决定。

通常情况下，对于小型主动脉瘤，患者不一定需要立即卧床静养，可以正常进行日常生活和轻度体力活动。但如果病情比较严重或瘤体较大，则可能需要在医生的指导下适当卧床休息。在治疗期间，患者应该避免过度运动和剧烈的身体活动，以减少主动脉瘤破裂的风险，同时也需要保持良好的心态和充足的睡眠，以促进身体恢复和健康。

11.主动脉瘤破裂有先兆吗？

部分患者有预兆。在主动脉瘤将要破裂之前，患者常常会感觉到胸背部或腰腹部疼痛、闷胀，这是一个需要引起高度重视的信号，如已知患有主动脉瘤者，应立即赶往有条件的医院，为手术抢救"争分夺秒"。

12.主动脉瘤术后有哪些注意事项？

（1）遵医嘱服药：患者可能需要服用抗凝药物或抗生素等药物以预防血栓形成或感染。患者应遵循医生的用药建议，并按时按量服药。

（2）控制体重和饮食：保持健康的体重对于减轻心脏和血管的负担非常重要。患者应遵循医生或营养师的饮食建议，限制高胆固醇、高盐和高脂肪食物的摄入。

（3）规律运动：适度的有氧运动对心血管健康至关重要。但在手术后，患者需要遵循医生的建议，逐渐增加运动强度和频率，避免剧烈运动或举重。

（4）定期复查：定期复查是确保术后康复状况的关键。医生会安排定期的心脏超声检查、CT扫描或MRI等检查，以监测主动脉瘤的情况。

（5）控制血压：保持稳定的血压对于预防主动脉瘤再次扩张非常重要。患者应遵循医生的药物治疗建议和生活方式改变，以维持正常血压水平。

（6）注意体征变化：患者术后要密切关注自身健康状况，包括呼吸困难、胸痛、头晕、体重突然增加等异常症状。如有异常，应及时就医。

（7）心理健康：手术后的康复需要身心兼顾。主动脉瘤手术可能会使患者产生焦虑、恐惧等心理，所以应重视患者的心理健康。

13.术后定期复查很重要吗？

主动脉瘤术后复查非常重要，因为主动脉瘤手术虽然可以治疗瘤体本身，但术后仍存在一些潜在的并发症和问题，需要密切关注。

（1）术后并发症筛查：术后复查可以帮助医生及时发现术后并发症，如感染、出血、血栓形成等,以便及时处理。

(2)主动脉瘤再出现的监测:术后复查可以帮助医生监测患者身体内是否有新的主动脉瘤形成,或者是否有手术前未注意到的潜在瘤体。

(3)手术效果评估:复查可以评估手术的效果,包括瘤体的缩小情况、血管的通畅情况等,以确定手术是否达到了预期治疗效果。

(4)血压管理和心血管健康监测:术后复查可以帮助医生监测患者的血压情况,评估心血管健康状况,及时调整药物治疗和生活方式,以降低再次发生主动脉瘤或其他心血管事件的风险。

(5)心理支持:术后复查也是对患者进行心理支持的机会,医生可以帮助患者理解手术后的身体变化和调整,提供必要的心理抚慰和支持。

14.介入治疗有什么优点和缺点?

(1)优点:①损伤小:相对于开放手术而言,介入治疗通常不需要大面积切口和剥离组织,可以减小手术创伤,降低手术风险和并发症的发生率。②术后恢复更快:由于介入治疗不需要进行大面积组织切断、移位,因此恢复时间比较短,通常可以在几天到一周之内出院。

(2)缺点:①风险:介入治疗虽然风险较小,但并不绝对安全。例如,支架植入术可能会出现支架移位、穿孔或血管破裂等并发症。②未来治疗需求:介入治疗通常是在短时间内解决问题,但它并不能永久性根除疾病,可能需要进一步的治疗或随访。

主动脉缩窄

1.什么是主动脉缩窄?

主动脉缩窄是指主动脉(从心脏出来的大血管)局部变得狭窄,管腔缩小,造成血流梗阻、流量减少。主动脉缩窄就像一条河流中的狭窄部分,水流受阻。想象一下,当河流的某个区域变窄时,水流的速度会增加,水流变得更加湍急。类似地,当主动脉的某个部位变窄时,血液通过该区域时会受到阻力,血液流速也会增加,需要更大的压力和力量推动水流通过,心脏在主动脉缩窄时也需要更多的力量来推动血液通过狭窄部分。这可能会导致心脏负荷增加、血压升高,并可能引起一些相关的症状,如胸痛和气短。

2.主动脉缩窄有什么常见症状?

主动脉缩窄的临床表现取决于缩窄的部位,严重程度,有无合并畸形,以及就诊时患者的年龄。通常会导致血压升高,也可能引起头晕、胸痛和呼吸困难等症状。其可能出现的症状有:

(1)头晕、眩晕:由于主动脉缩窄影响全身的血液流动,可能导致头部和下肢供血不足,出现头晕、眩晕、乏力等症状。

(2)气短:主动脉缩窄会导致心脏负荷增加,使心脏无法有效泵血,从而出现气短、呼吸困难等症状。

(3)心慌:由于心脏受到限制,可能导致心脏搏动加快或不规律,出现心慌的感觉。

(4)心绞痛:主动脉缩窄会导致心脏供血不足,可能引起胸痛或不适感,特别是在运动或情绪激动时。

3.主动脉缩窄有哪些治疗方式?

(1)药物治疗:主动脉缩窄的药物治疗只能起到辅助作用,对于充血性心衰的药物治疗,能够使患者有机会进行选择性手术矫正。

(2)手术治疗:对于狭窄段血管前后血压变化巨大、主动脉严重狭窄的患者,我们会考虑手术治疗。目前可选择的治疗方式有:①狭窄段切除及对端吻合术,就是把缩窄的地方切掉,把不狭窄的两端再吻合起来,形成一个非常通畅的血管;②锁骨下动脉瓣片成形术,将左锁骨下动脉切断,用于重建主动脉(由于会影响左上肢供血,已较少使用);③补片移植,就是顺着血管切开狭窄段,填入一个菱形人造血管补片,加宽主动脉;④人工血管移植,就是把缩窄的节段切除,加上一段人造血管。

(姜剑军)

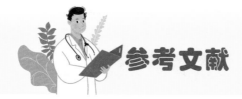

参考文献

1.田文,艾麦德.甲状腺外科[M].长沙:中南大学出版社 2016.

2.陈波,曾庆东,胡三元.腔镜甲状腺手术操作空间的建立[J].腹腔镜外科杂志,2013,4:255-256.

3.姚晓松,张颖,陈菲,等.BI-RADS 分级诊断标准在乳腺疾病超声诊断中的应用[J].中国临床研究,2012,25(03):283-284+203.

4.王殊,谢菲.乳腺纤维腺瘤诊治专家共识[J].中国实用外科杂志,2016,36(7):752-754.

5.李志伟,郑新宇.乳腺导管原位癌治疗的争议与共识[J].中国实用外科杂志,2019,838(11):1265-1270.

6.唐健雄,李绍杰.疝和腹壁外科 20 年发展的经验[J].外科理论与实践,2021,26(5):373-376.

7.郑启昌,翟东升.腹股沟疝无张力修补术后复发原因及再手术方法探讨(附 108 例报告)[J].中华疝和腹壁外科杂志(电子版),2008,2(3):266-269.

8.韩硕,杨慧琪,聂玉胜,等.腹腔镜下补片修补食管裂孔疝的研究进展[J].中华疝和腹壁外科杂志(电子版),2022,16(1):8-13.

9.赫捷,陈万青,李兆申,等.中国胃癌筛查与早诊早治指南(2022,北京)[J].中国肿瘤,2022,31(7):488-527.

10.臧潞,马君俊,赵永亮,等.腹腔镜胃癌手术操作指南(2023 版)[J].中国实用外科杂志,2023,43(4):361-370.

11.中华医学会肿瘤学分会,中华医学会杂志社.中华医学会胃癌临床诊疗指南(2021 版).中华医学杂志,2022,102(16):1169-1189.

12.胡三元,姜希宏,张楠,等.腹腔镜在胃肠疾病中的应用[J].腹腔镜外科杂志,1997(2):20-21.

13.中国抗癌协会肿瘤营养专业委员会,中华医学会肠外肠内营养学分会.胃癌患者的营养治疗专家共识[J].肿瘤代谢与营养电子杂志,2023,10(2):

208-212.

14.张宏娜,丁士刚,王晔.胃肠道淋巴瘤临床研究进展[J].中国微创外科杂志,2018,18(5):450-453.

15.陶凯雄,张鹏,李健,等.胃肠间质瘤全程化管理中国专家共识(2020版)[J].中国实用外科杂志,2020,40(10):1109-1119.

16.黎介寿.成人短肠综合征的治疗进展[J].肠外与肠内营养,2005,(5):257-259.

17.陈孝平,汪建平,赵继宗.外科学[M].9版.北京:人民卫生出版社,2018.

18.中国临床肿瘤学会指南工作委员会.CSCO结直肠癌治疗指南[S].北京:人民卫生出版社,2022.

19.张启瑜.钱礼腹部外科学[M].2版.北京:人民卫生出版社,2017.

20.中华医学会数字医学分会,中华医学会外科学分会胆道外科学组,中国医师协会外科医师分会胆道外科医师委员会,等.肝胆管结石三维可视化精准诊治专家共识(2019版)[J].中国实用外科杂志,2019,39(10):1001-1009.

21.国家卫生健康委办公厅.原发性肝癌诊疗指南(2022年版)[J].临床肝胆病杂志,2022,38(2):288-303.

22.胡捷,周俭,黄沛然,等.腹腔镜微创技术在肝切除中的应用现状与展望[J].中国肿瘤临床,2022,49(1):12-17.

23.中华医学会肝病学分会.肝硬化诊治指南[J].中华肝脏病杂志,2019,27(11):846-865.

24.中华医学会外科学分会胆道外科学组,中国医师协会外科医师分会胆道外科医师委员会.胆囊良性疾病外科治疗的专家共识(2021版)[J].中华外科杂志,2022,60(1):4-9.

25.中国抗癌协会.胆囊癌规范化诊治专家共识(2016)[J].中华肝胆外科杂志,2016,22(11):721-728.

26.国际肝胆胰学会中国分会,中华医学会外科学分会肝脏外科学组.胆管癌诊断与治疗——外科专家共识[J].中国实用外科杂志,2014,34(1):1-5.

27.中国抗癌协会.肝门部胆管癌规范化诊治专家共识(2015)[J].中华肝胆外科杂志,2015,21(8):505-511.

28.中华医学会外科学分会胆道外科学组.胆管扩张症诊断与治疗指南(2017版)[J].中华消化外科杂志,2017,16(8):767-774.

29.中华医学会外科学分会胰腺外科学组.中国胰腺癌诊治指南(2021)[J].

中华消化外科杂志，2021，(7)：713-729.

30.吴文铭，陈洁，白春梅，等.中国胰腺神经内分泌肿瘤诊疗指南(2020)[J].中华消化外科杂志，2021，(6)：579-599.

31.王深明.血管外科学[M].北京：人民卫生出版社，2011.

32.(美国)柯罗恩威尔.卢瑟福血管外科学.[M].7 版.郭伟，符伟国，陈忠，译.北京：北京大学医学出版社，2018.

33.陆信武，蒋米尔.临床血管外科学[M].5 版.北京：科学出版社，2022.

34.丁旭，陈丽娟，金春杰，等.主动脉夹层的临床特征及治疗进展[J].中国医药，2012,7(2):247-249.

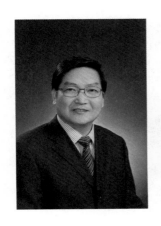

跋 健康科普——开启百姓健康之门的"金钥匙"

从医三十多年，每天面对那么多患者，我在工作之余常常思考，如何让人不生病、少生病，生病后早诊断、早治疗、早康复。这样既能使人少受病痛折磨，又能减少医疗费用，还能节约有限的医疗卫生资源。对广大医者而言，如此重任，责无旁贷。

《黄帝内经》说，上医治未病、中医治欲病、下医治已病。老子曾说："为之于未有，治之于未乱。"这些都说明了疾病预防的重要性。

做医学科普有重要意义，是一件利国利民、惠及百姓的大事。在大健康时代，医者不仅要掌握精湛的医术，为患者治病，助患者康复，还应该积极投身健康科普事业，宣传和普及医学知识，引导大众重视疾病的预防，及早诊断和规范治疗。因此，近年来我逐步重视科普工作。

记得小时候，每每遇到科学上的困惑，我就去翻"十万个为什么"这套书，从中寻找答案。那么，百姓对身体健康产生疑问，有无探寻答案的去处？在多年的临床工作中，我常常碰到患者对疾病一知半解或存在误解的情况。我心里很清楚，患者就医之前往往会先上网搜索，可是网上的信息鱼龙混杂，不少内容缺乏科学性、权威性，患者被误导的情况时有发生。当患者遇到困惑时，能否从权威的医学科普书籍中找到答案？我曾广泛查阅，了解到有关医学科普方面的书籍虽然种类繁多，但良莠不齐，尤其成规模、成系统的丛书更是鲜见，于是，我萌发了编写本丛书的想法，并为这套书取名"医万个为什么——全民大健康医学科普丛书","医"与"一"同音,一语双关,"全民大健康"是我们共同的心愿和目标。

朝斯夕斯,念兹在兹。我多方征求相关专家意见,反复酝酿,最终达成一致意见,大家都认为很有必要编写一套权威的健康科普丛书,为百姓答疑解惑。一个时代,有一个时代的使命;一代医者,有一代医者的担当。历经一整年的精心策划和编写,"医万个为什么——全民大健康医学科普丛书"终于付梓了。大专家写小科普,这套书是齐鲁名医多年从医经历中答患者之问的精华集锦,是对百姓健康的守护,也是对开启百姓健康之门的无限敬意。

物有甘苦,尝之者识;道有夷险,履之者知。再伟大的科学家也有进行科普宣传的责任。"医万个为什么——全民大健康医学科普丛书"要做的就是为百姓答疑解惑、防病治病,让医学科普流行起来。

丛书编纂毫无疑问是个复杂的系统工程,自2021年提出构想后,可谓一呼百应,医学专家应者云集。仅仅不到一年的时间,我们集齐了近千名作者,不舍昼夜努力,撰写完成卷帙浩繁、数百万字的书稿,体现了齐鲁医者的大使命、大担当、大情怀。图书是集权威性、科普性、实用性以及趣味性为一体的医学科普精粹,对百姓健康来说极具实用价值,也是落实党的二十大报告"把保障人民健康放在优先发展的战略位置,完善人民健康促进政策"的医学创举。

在图书编写过程中,我们着力做到了以下两点:

一是邀请名医大家执笔。山东省研究型医院协会自成立起,就在学术交流、人才培养、科技创新、成果转化、服务政府和健康科普教育等方面做出了一定的成绩,尤其在健康科普方面积累了丰富经验,并打造了一支高水平的科普专家团队。本套丛书邀请的都是相关专业的名医作分册主编,高标准把关。由于医学专业术语晦涩难懂,如何做到深入浅出、通俗易懂,既能讲明医学知识又符合传播规律是摆在我们面前的难题。有些大专家学识渊博且有科普热情,不过用语太过专业;年轻医生熟悉互联网传播特点,但专业的深度有时候略显不足。所以我们采用"新老搭配"的方法,在内容和语言风格上下功夫,力求呈现在读者面前的内容"一看就懂,一学就会"。

二是创新传播形式。我们邀请专业人士高标准录制音频,把全书内容分章节以二维码的形式附在纸质图书上,以视听结合的方式呈现,为传统科普注入新鲜活力。二维码与纸质科普图书结合，让读者随时扫码即可聆听，又能最大限度拓展纸质科普书的内容维度，实现更广泛的科普，让"每个人是自己健康第一责任人"的宗旨践行得更实、更深入人心，无远弗届！

　　有鉴于此，我要以一位老医学工作者、医学科普拥趸者的身份衷心感谢和赞佩以专家学者为首的作者队伍的倾情付出。

　　还要特别感谢张运院士、宁光院士为本丛书撰文作序，并向为图书出版付出心力的编辑以及无数幕后人的耕耘和努力表示衷心感谢，向你们每一个人致敬！

　　念念不忘，必有回响。衷心希望"医万个为什么——全民大健康医学科普丛书"能为千家万户送去健康，惠及你我他，为健康中国建设助力。

山东省研究型医院协会会长　胡三元

2023 年 5 月

　　胡三元，医学博士，二级教授，主任医师。原山东大学齐鲁医院副院长、山东第一医科大学第一附属医院院长。现任山东大学齐鲁医院、山东第一医科大学第一附属医院普通外科学学术带头人，山东大学特聘教授、山东大学和山东第一医科大学博士研究生导师；山东省"泰山学者"特聘教授、卫生部和山东省有突出贡献中青年专家、山东省医学领军人才，享受国务院政府特殊津贴。

　　对中国腔镜技术在外科领域特别是肝胆胰脾外科中的创新应用与规范推广、"腹腔镜袖状胃切除术＋全程化管理"治疗肥胖症与 2 型糖尿病体系的建立和国产腔镜手术机器人的研发做出了突出贡献。荣获国家科技进步二等奖、中华医学科技奖一等奖、山东省科技进步一等奖等 10 余项科技奖励。

　　主要社会兼职：中国医师协会外科医师分会副会长；中华医学会外科学分会委员、腹腔镜内镜外科学组副组长；中华医学会肿瘤学分会委员；中国研究型医院学会微创外科学专业委员会主任委员；中国医药教育协会代谢病学专业委员会主任委员；中国医学装备协会智能装备技术分会会长；山东省医学会副会长、外科学分会主任委员；山东省医师协会腔镜外科医师分会主任委员；山东省研究型医院协会会长。